Antiaging

Cómo mantener tu piel más joven

CONSEJOS DEL DERMATÓLOGO

Dr. Ricardo Ruiz Rodríguez

Rocaeditorial

Proyecto: Teresa Peyrí
Diseño: Vicky Heredero
Fotografía contratportada: Carlos Uralde
Fotografías pág. 8 y 140: Piedad Sancristóval

Primera edición: abril de 2017

Av. Marquès de l'Argentera 17, pral.
08003 Barcelona
actualidad@rocaeditorial.com
www.rocalibros.com

Impreso por EGEDSA
Roís de Corella 12-16, nave 1
Sabadell (Barcelona)

ISBN: 978-84-16700-58-5
Depósito legal: B-5422-2017
Código IBIC: VFJG

RE00585

A mis pacientes, de los cuales aprendo diariamente.

A todos los miembros de mi equipo, sin ellos no sería posible conseguir la excelencia en dermatología.

A Adriana y Ricardo Jr., que me enseñan diariamente a replantear el orden del mundo viviendo el presente con alegría.

A Aline, por estar siempre ahí de forma incondicional.

Índice

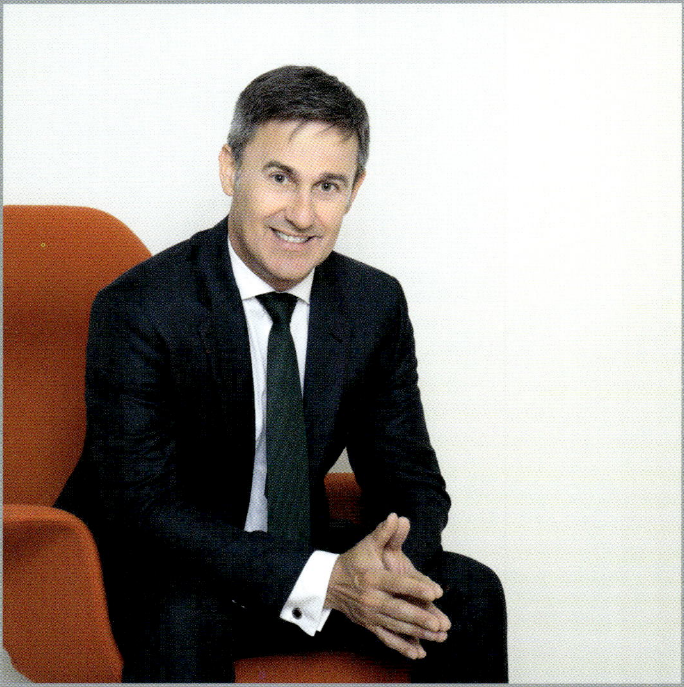

Por qué creo que este libro te puede ayudar

Lo primero que quiero es agradecerte que estés empezando a leer este libro. Ojalá encuentres en él algún consejo que te ayude a sentirte mejor dentro de tu piel. Espero que sí.

Como cuento en mi charla TED, mis padres se llevaron un gran disgusto cuando elegí la especialidad de dermatología. Mi madre me decía: «Pero hijo, con tu currículum podrías dedicarte a salvar vidas siendo neurocirujano o cardiólogo, y ahora te vas a dedicar toda tu vida a ver granos y hongos». Además, mis padres no sabían lo peor. No solo iba a ser dermatólogo, sino que parte de mi especialidad iba a ser la dermatología estética.

Llevo trabajando como dermatólogo 25 años. Me he formado y he ejercido como dermatólogo principalmente en Madrid, en la Clínica Mayo y en la Universidad de California en San Francisco, y a pesar de los años transcurridos tengo la suerte de seguir sintiendo verdadera pasión por la dermatología.

En todos estos años ha sido una constante el encontrarme en muchos medios con informaciones no rigurosas sobre nuestra especialidad: cremas milagrosas, técnicas rejuvenecedoras revolucionarias, pastillas con efectos cutáneos asombrosos, tratamientos mágicos para enfermedades crónicas de la piel, etc. Hay mucho interés en vender y una enorme presión comercial. Desde que la información es tan fácil de conseguir, el conocimiento se ha hecho difícil de encontrar.

Por ello quería escribir un libro donde se explique de forma sencilla pero rigurosa y honesta qué hay de verdad sobre los avances de nuestra especialidad. No tengo conflictos de interés con la industria farmacéutica ni ningún interés comercial en las técnicas de las que hablo en el libro. Por ello me permito hacer muchas afirmaciones políticamente incorrectas, pero científicamente sólidas, como por ejemplo el verdadero valor de las cremas, cómo hay que simplificar los cuidados cosméticos, por qué no hay que beber tanta agua como nos recomiendan, la falta de evidencia científica de los tratamientos *antiaging* como los antioxidantes, los suplementos vitamínicos u hormonales, el engaño de los tratamientos basados en células madre, la sorprendente recomendación de que sí es conveniente tomar el sol (¡lo dice un dermatólogo!), cómo poder diferenciar si un tratamiento es *marketing* o realmente funciona, cómo te toman el pelo con los tratamientos antialopecia, qué tratamientos estéticos producen resultados naturales y cuáles no, si existe algo para mejorar la flacidez sin cirugía, etc.

Os llamará la atención que la palabra destacada del título del libro sea *antiaging*, cuando yo soy dermatólogo y me dedico a la piel. El *antiaging* o el manejo del envejecimiento es una disciplina que está de moda pero que solo está al alcance de unos pocos. Nadie va al médico de cabecera y le dice que quiere un programa *antiaging*. Pero el dermatólogo es más accesible a la población. Y al dermatólogo sí se le pregunta cómo mejorar la calidad de la piel. De hecho, casi todos tenemos algo en la piel que nos gustaría consultar con un dermatólogo. Doy fe de ello porque en muchas cenas con amigos o familiares no es rara la ocasión en la que alguien se levanta la camisa y me enseña algo que le ha salido en la piel.

Por ello creo que los dermatólogos somos afortunados de tener la gran oportunidad de EDUCAR a nuestros pacientes en el verdadero *antiaging*. Cuando nos consultan sobre cómo mejorar la calidad de la piel podemos aconsejarles además cómo prevenir los signos de la edad de una forma honesta y científica. Debemos transmitir al paciente que no vale de nada cuidar la piel si no nos cuidamos por dentro, si no incluimos en nuestros hábitos de vida el deporte, el cuidar nuestra mente, el hacer una dieta correcta. Los dermatólogos podemos hacer que nuestros pacientes envejezcan más sanos y sobre todo más felices.

Tengo la gran suerte de disfrutar en mi trabajo diariamente. Realizar una actividad que va desde tratar un cáncer de piel y salvar una vida hasta poder ayudar a las personas a mirarse en el espejo y verse con la edad que sienten es fascinante y hace que el día a día esté lleno de retos. Si además estás rodeado de médicos, como es mi caso, de los cuales aprendes diariamente y que te exigen estar a la última, tu profesión se convierte en una motivación constante y una gran fuente de satisfacción.

A primera vista la dermatología estética puede resultar una especialidad algo frívola. Pero os voy a contar por qué tengo pasión por esta especialidad. Es fascinante comprobar cómo puedes ayudar a los pacientes a mejorar su calidad de vida si practicas una dermatología estética honesta y rigurosa. Ayudar a un paciente con quimioterapia a mejorar la calidad de su piel o de su pelo, eliminar un angioma (tumor rojo) con láser a un niño en la cara que le estaba dificultando la visión, limpiar una mancha hormonal a una chica joven, tratar las cicatrices de acné de un adolescente con láser CO_2 fraccionado, mejorar la calidad de vida de un paciente con parálisis facial usando bótox, o hacer que una persona se vea en el espejo con la edad que siente, son logros que hoy la dermatología estética moderna puede conseguir de forma segura y eficaz.

En este libro aparecen una serie de consejos que si los sigues de forma prudente pueden ayudarte no solo a parecer más joven sino a sentirte mejor con la edad que tienes. Hoy la tendencia es revitalizar la piel antes que tensar o dar volumen. El futuro es la discreción en los resultados y el objetivo es conseguir una piel lisa, fresca, sin manchas, venitas o cicatrices, luminosa. También describo cómo conseguir resultados naturales combinando bótox en dosis bajas con técnicas que revitalizan tu piel induciendo la formación de colágeno, y cómo todas estas técnicas deben acompañarse en casa de un programa cosmético personalizado.

Las mujeres han liderado el interés por los tratamientos dermatológicos estéticos. Sin embargo la tendencia está cambiando. Uno de los capítulos está dedicado a los hombres. A los hombres nos preocupan más aspectos estéticos como la grasa no deseada (el típico michelín) y el pelo (el que se nos cae de la cabeza y el que sale donde no tiene que salir), y menos las arrugas y la flacidez. Sin embargo en los últimos años ha habido un cambio en esa dinámica, probablemente por razones laborales y por el culto a la imagen que vivimos, y cada vez más hombres nos consultan para saber cómo mejorar la calidad de la piel o cómo eliminar un entrecejo que les hace parecer estar enfadados. En los capítulos correspondientes describimos las técnicas más adecuadas para las mujeres y para los hombres en función de su edad.

Además en este libro intento explicar cómo envejecer siendo feliz. Tal y como vives, así vas a envejecer. Pitágoras decía que «una bella ancianidad es la recompensa a una bella vida». Y destaco la importancia de no perder la curiosidad y de ayudar a los demás. Las peores arrugas son las

«Mi felicidad consiste en que sé apreciar lo que tengo y no deseo con exceso lo que no tengo.»

Tolstói

del alma. Con los años podemos y debemos ser más sabios, más sosegados, más auténticos y sobre todo más felices. También explico cómo los niños, a través de su particular visión del mundo, nos pueden dar lecciones sobre cómo vivir y envejecer siendo felices.

Cada persona envejece a su manera y hay muchas formas de ser bello. Los médicos debemos educar nuestra sensibilidad para detectar el potencial de belleza de cada paciente. Lo importante no es conseguir el ideal de belleza sino hacer sentir bien al paciente dentro de su propia piel. Ser bello es sentirse bello. Y con las técnicas modernas de rejuvenecimiento los dermatólogos podemos ayudar a nuestros pacientes a envejecer de una forma discreta y elegante.

Muchos pacientes acuden a mi consulta y me dicen: «Doctor, yo me siento joven, pero me miro al espejo y no me reconozco, me veo muy mayor». Si te sientes activo/a y quieres prevenir o mejorar tu aspecto no debes avergonzarte por buscar consejo sobre cómo las técnicas mínimamente invasivas pueden ayudar a darte más seguridad y confianza de una forma natural y segura. En este libro explico las recomendaciones que cada día doy a mis pacientes en la consulta. La clave es tomar estos consejos con sentido común, abrazando la filosofía de que «menos es más» y combinando tratamientos de forma armónica y prudente. **Y no olvidar que lo importante no es quitar arrugas a la vida sino poner vida a las arrugas.**

Ricardo Ruiz Rodríguez
Dermatólogo

«El camino de la juventud
lleva toda una vida.»

Picasso

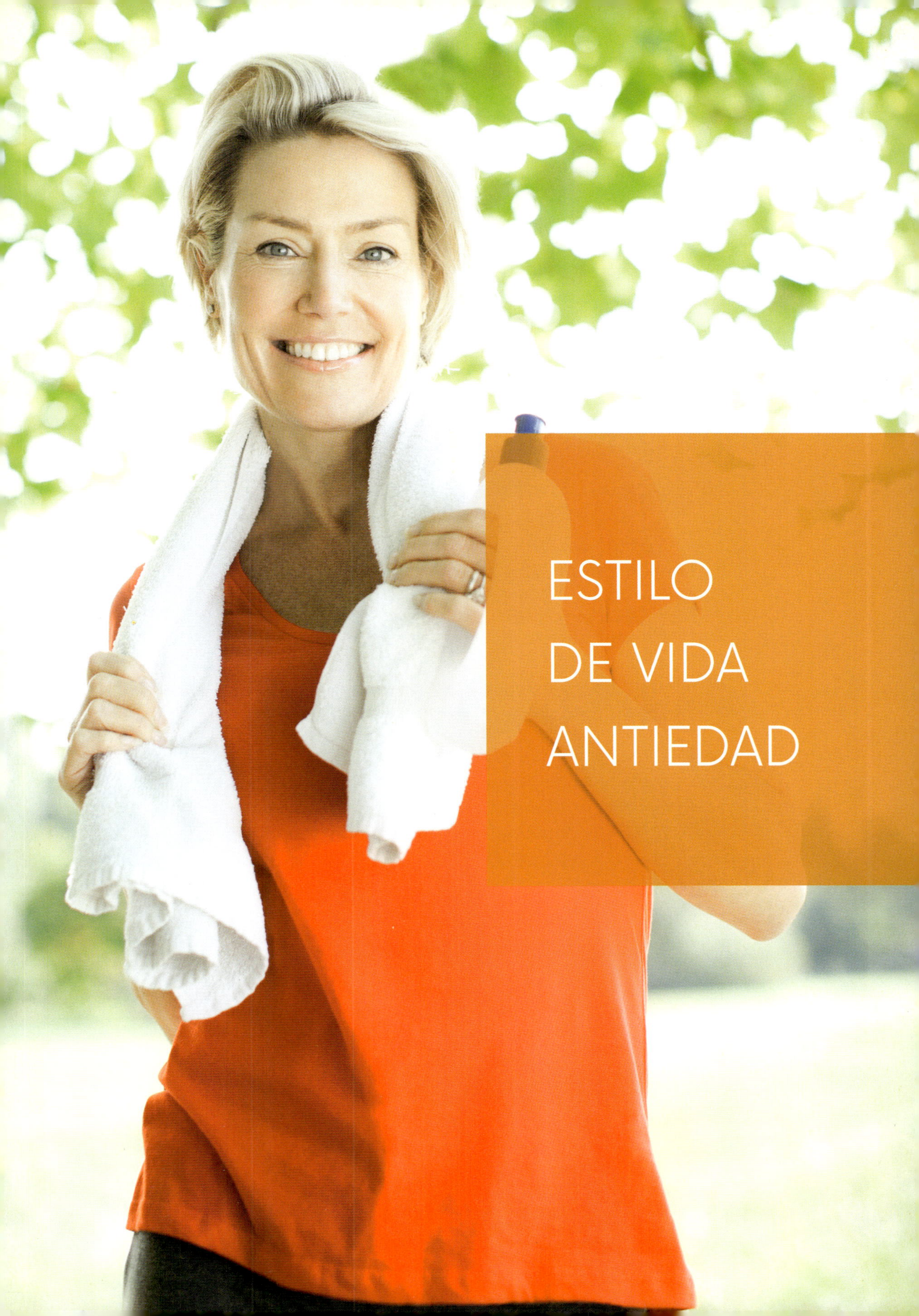

ESTILO DE VIDA ANTIEDAD

¿FUNCIONAN LAS CREMAS? APUNTA NUESTRA FÓRMULA ANTIEDAD

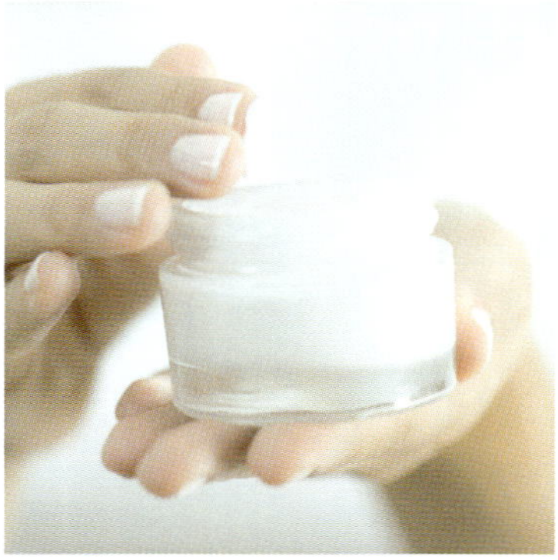

Una de las preguntas que los pacientes me hacen con más frecuencia es sobre el tipo de crema que debemos usar. ¿Realmente funcionan las cremas? ¿Merece la pena comprarse las más caras? ¿Qué protocolo debo seguir?

Quiero dejar claro que las cremas cosméticas no van a quitar una arruga ni van a mejorar la flacidez, ni tampoco logran reafirmar la piel. Es importante tener expectativas realistas en relación a los resultados que pueden conseguir los cosméticos.

El mejor cosmético es una crema de protección solar diaria. Pero el uso de determinados cosméticos, los llamados cosmeceúticos, que son un híbrido entre cosmético y fármaco, puede ayudar a conseguir y mantener la piel más fresca y luminosa. Es un buen complemento a las técnicas que realizamos los dermatólogos en la consulta.

Se ha demostrado que el uso de un antioxidante como la vitamina C por la mañana antes de aplicar el protector solar previene en cierto modo el daño producido por la radiación ultravioleta. También hace años se publicaron numerosos estudios que confirman que los derivados de la vitamina A, especialmente el ácido retinoico, mejoran la calidad de la piel y son capaces de generar colágeno nuevo. También en los últimos años se han logrado formulaciones de retinol, también derivado de la vitamina A, que son más eficaces en el rejuvenecimiento facial, y cosméticamente son más agradables que el ácido retinoico ya que irritan menos.

Por todo ello NUESTRA FÓRMULA ANTIEDAD se basa en utilizar un sérum o emulsión de vitamina C por la mañana y posterior la aplicación de un fotoprotector. Por la noche recomendamos combinar cremas con retinol, cremas con alfahidroxiácidos (como el ácido glicólico) y cremas confort (cremas hidratantes suaves) EN FUNCIÓN DEL TIPO DE PIEL DE CADA PACIENTE. Y una potente exfoliación dos veces por semana, que se puede hacer con una crema exfoliante.

Es importante que la cosmética de las cremas se ajuste a las características de la piel de las pacientes, es decir, más hidratantes para las pieles secas y más astringentes o menos grasas (lociones, emulsiones o espumas) para pieles con tendencia seborreica.

Es recomendable avisar a los pacientes de que en las primeras semanas la piel se puede pelar como consecuencia del efecto *peeling* de los productos. Este efecto debe desaparecer en pocos días probando la tolerancia de la piel a los productos y alternando cremas más agresivas con cremas confort de la forma adecuada. Por ello un dermatólogo siempre debe estar detrás de estos protocolos para optimizar los resultados y controlar la irritación de la piel.

NUESTRA FÓRMULA ANTIEDAD

Mañana

- Crema o sérum de vitamina C y posteriormente crema de protección solar

Noche

- 2 noches por semana: crema con ácido retinoico o retinol
- Resto de las noches: crema con alfahidroxiácidos y/o crema confort
- 2 días por semana: exfoliación intensa

6 VERDADES POLÍTICAMENTE INCORRECTAS SOBRE LAS CREMAS

Como hemos dicho anteriormente, las cremas tienen un valor importante a la hora de que el paciente haga un tratamiento de mantenimiento en su casa. Pero desgraciadamente no todo lo que se dice en las publicidades es verdad.

Por ello quería contar una serie de verdades políticamente incorrectas sobre los cosméticos:

1. **Las cremas con efecto *lifting*, reafirmante o *bótox*** no funcionan. No existe una crema cosmética que contenga toxina botulínica, no

hay cremas que tengan efecto reafirmante y una crema no puede tener un efecto *lifting* o tensor.

2. **El mejor cosmético es una buena crema de protección solar.** Si desde jóvenes evitamos las quemaduras solares y nos acostumbramos a usar cremas de protección solar de forma diaria, no solo vamos a reducir la posibilidad de padecer cáncer de piel, sino que nuestra piel lucirá más fresca y luminosa.

3. **Las cremas «naturales» o «de herbolario» no producen menos alergias.** Por lo general suele ser al revés. Los cosméticos de casas conocidas que compramos en farmacias o grandes almacenes suelen invertir más en estudios para conseguir productos más hipoalergénicos. En este caso lo «natural» está sobrevalorado.

4. **El ácido retinoico o tretinoína es más efectivo que el retinol.** Ambos son derivados de la vitamina A, pero el ácido retinoico es mucho más efectivo que el retinol, aunque irrita más. Hay numerosos estudios que demuestran que el ácido retinoico mejora la textura de la piel atenuando arrugas superficiales y manchas. El retinol, que irrita mucho menos que el retinoico y es más agradable al aplicarlo, es menos eficaz, pero es más adecuado para personas con pieles sensibles o cuando no se quiere correr el peligro de irritar.

5. **Las cremas antiestrías no funcionan.** El único producto que ha demostrado su eficacia contra las estrías es el ácido retinoico, ya que es capaz de generar nuevo colágeno, que es lo que necesita una estría para mejorar. Las cremas antiestrías que se venden actualmente no han demostrado aportar mayor beneficio que una crema hidratante normal.

6. **Las cremas anticelulíticas o reductoras de grasa no funcionan.** El 99 por ciento de las mujeres tienen celulitis. Desgraciadamente no hay ningún producto cosmético que la mejore. Tampoco se ha demostrado que una crema sea capaz de reducir la grasa.

¿LA DIETA, TU MEJOR COSMÉTICO?

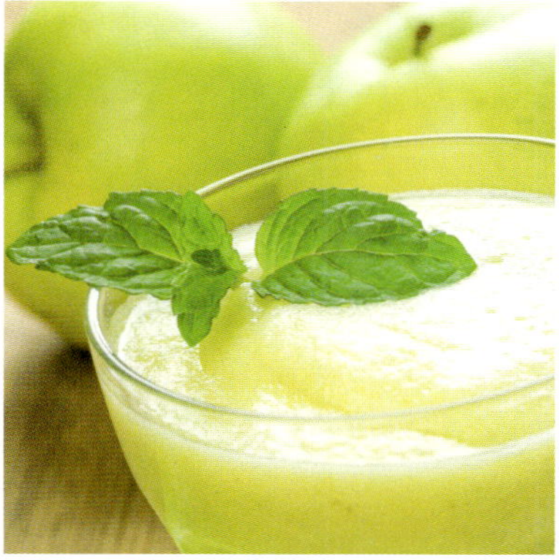

En muchos medios de comunicación explican cuál es la dieta específica para mejorar tu piel. Y muchos pacientes me preguntan qué pueden comer para aumentar la calidad de la piel. Sin embargo, todos los estudios apuntan a que la DIETA DERMOSALUDABLE COINCIDE CON LA DIETA SALUDABLE, es decir, que no hay que hacer ninguna dieta específica para la piel.

Lo que comemos sí que influye en cómo envejecemos y también en cómo nos sentimos. Por ello recomendamos poner los siguientes ingredientes en nuestros platos, para mejorar nuestra salud y por consiguiente nuestra piel:

- **Vegetales y frutas con mucho color.** Los antioxidantes que existen en las frutas, sobre todo en los frutos rojos, las uvas, el tomate (que también es una fruta, aunque la gente piense que es un vegetal), las espinacas, las zanahorias, etcétera, han demostrado mejorar la calidad de la piel e incluso aumentar la esperanza de vida. Por ello, en cada plato que comamos, la mitad del contenido deberían ser frutas y vegetales. Un buen gazpacho es el mejor cóctel antioxidante.

- **Cereales, arroz y pasta integral.** Además de tener más fibra son más saludables, ya que no producen elevaciones bruscas de azúcar en sangre.

- **Pescado.** Los ácidos omega 3 del pescado previenen muchas enfermedades, sobre todo coronarias y cerebrales. Por ello se recomienda consumir un mínimo de dos veces por semana pescados grasos como el salmón, el atún o la trucha.

- **Productos lácteos.** Aunque no tienen buena prensa, no existen estudios definitivos que sugieran que debemos evitarlos, excepto en caso de intolerancia. La leche y los yogures (¡siempre desnatados!) son una buena fuente de calcio para nuestros huesos. Si no consumes estos productos puedes aportar el calcio a través de leche de soja, leche de almendra o cereales, que son ricos en calcio y vitamina D.

- **Frutos secos como almendras o nueces**. La grasa de los frutos secos es de lo más saludable. Disminuye el colesterol y baja la tensión arterial. Y basta con tomar 4 almendras o 4 nueces al día.

- **Legumbres.** Son una gran fuente natural de proteínas y fibra, y no deben faltar en ninguna dieta.

- **Vino tinto y aceite de oliva.** Son los productos estrella de la dieta mediterránea y la causa principal de la elevada esperanza de vida que existe en la zona mediterránea. ¡Ojo, que hablamos de uno o dos vasos de vino tinto al día! Y que sea bueno. Y cuidado con las calorías del aceite de oliva, que tiene muchas.

En relación a la dieta os quería contar cuáles son los «asesinos silenciosos» en la civilización occidental: LA SAL Y EL AZÚCAR.

La comida rica en sal eleva la tensión arterial y produce daños en el corazón, cerebro y riñones. No hay que tomar más de una cucharada pequeña de sal al día. Hay que tener cuidado con la sal que se encuentra en grandes cantidades en productos envasados como alimentos enlatados y salsas.

El azúcar es el otro «asesino silencioso». Es el gran enemigo de nuestra salud. Cuanto menos azúcar tomes más sano estarás. La ingesta habitual de azúcar hace que existan elevaciones bruscas de los niveles de glucosa en sangre con lo que a la larga producimos diabetes (resistencia a la insulina) y enfermedad coronaria.

Pero no siempre ha sido así. Hasta hace un siglo la principal causa de muerte del ser humano eran las enfermedades infecciosas. Sin embargo, hoy la principal causa de muerte son las enfermedades cardiovasculares. Y estas enfermedades tienen su principal origen en un exceso de sal y de azúcar.

Aquí viene lo interesante. Los culpables del mal manejo de la sal y del azúcar por parte de nuestro cuerpo están en nuestros genes. Desde un punto de vista evolutivo, el problema que ha tenido el ser humano durante siglos no era cómo librarse de la sal y del azúcar sino cómo conseguirlos. La sal y el azúcar eran bienes escasos y muy preciados a lo largo de la evolución del hombre, por lo que nuestro organismo no está preparado para manejar un exceso de ambos compuestos. Hoy tomamos más de 10 gramos de sal al día, mucho más del doble de lo que necesitamos. Además, nuestro consumo de azúcar es mucho mayor de lo deseado.

En el fantástico libro *Sapiens* de Yuval Noah Harari, el autor nos explica por qué en ocasiones no podemos dejar de comer un helado Ben&Jerry's. La causa según los científicos está en nuestros genes. Todavía conservamos los genes de cuando el Homo sapiens estaba en la sabana y los alimentos con azúcar eran difíciles de conseguir. Por ello si el Homo sapiens encontraba una fruta madura rica en azúcares, como los higos, la obligación era tomar cuanto más mejor para poder almacenar las calorías en forma de grasa y así poder seguir cazando. Y esos genes todavía ejercen influencia en nosotros.

La misma sensación tenemos, en ocasiones, al no poder parar de comer, por ejemplo, patatas fritas. Genéticamente estamos todavía diseñados para almacenar en nuestro organismo la sal para tiempos futuros en que escasee. Es decir, nuestros genes y nuestros órganos (el riñón maneja la sal y el páncreas, el azúcar) no están todavía adaptados a la abundancia en la que vivimos en la sociedad occidental. Estos órganos todavía están diseñados para manejar la escasez de azúcar y sal, más que la sobreabundancia de ambos elementos.

Por tanto el mensaje es triple:

- la dieta dermosaludable coincide con la dieta saludable. Para tener una piel sana es básico seguir los consejos, por ejemplo, de la Escuela de Salud Pública de Harvard sobre comida saludable.
- los «asesinos silenciosos» de nuestra salud son la sal y el azúcar. Si los controlas sin duda vivirás más y mejor.
- la genética nos marca más de lo que pensamos. Los genes todavía no se han enterado de que hemos dejado la sabana y tenemos que ser conscientes de ello.

LO QUE NO SABÍAS SOBRE EL EJERCICIO FÍSICO

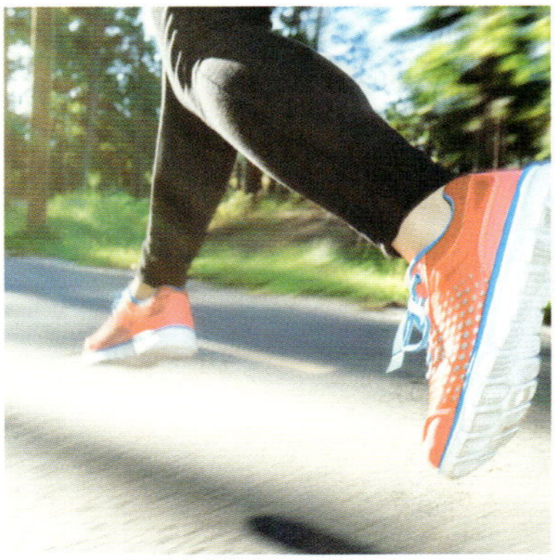

¿Sabías que existe un método para disminuir hasta un 50% la posibilidad de tener un infarto, diabetes, cáncer de colon o un ictus? ¿Y que es gratis? Pues sí. Se llama DEPORTE.

Los avances tecnológicos hacen que nos movamos menos: los coches, el transporte público, electrodomésticos, ascensores, televisión, ordenadores, etc. La inactividad, la vida sedentaria, es otro de los «asesinos silenciosos» de la sociedad moderna. Pasamos muchas horas sentados.

Os voy a contar una experiencia personal. Hace unos meses vino a mi consulta Patricia, de 21 años. Padecía acné en la cara desde hacía 4 años. Había realizado todo tipo de tratamientos y persistía en las lesiones. No era un acné muy agresivo, pero tenía la suficiente intensidad para producirle una gran depresión y falta de autoestima. Sus padres estaban muy preocupados porque Patricia había dejado de salir con sus amigas, e incluso había dejado de estudiar. Apenas salía de casa.

El acné puede parecer un problema estético menor, pero en determinadas personas, sobre todo jóvenes que todavía no tienen la personalidad bien estructurada, puede ser una fuente de gran sufrimiento y pérdida de autoestima. En determinados estudios comparativos se ha demostrado que el paciente con acné puede llegar a sufrir tanto o más que un paciente con cáncer.

Pero volvamos al caso de Patricia. Después de hablar con ella y descubrir cómo vivía su enfermedad, le puse un tratamiento farmacológico, pero le recomendé lo que yo consideraba que era lo más importante para ella: salir y realizar una actividad física. Al final después de barajar varias posibilidades decidió apuntarse a un gimnasio cerca de su casa.

Hace pocos días la he vuelto a ver. Ha mejorado del acné, aunque todavía tiene algunas lesiones y ¡está feliz! Dice que va tres veces por semana al gimnasio y ha empezado a correr. Tiene un grupo de amigos con los que hace deporte y su vida ha cambiado. Sus padres, que antes no dormían porque la niña no salía de casa, ahora no duermen porque la niña llega tarde por la noche.

A veces, los médicos tenemos que valorar las necesidades reales de nuestros pacientes. No existen enfermedades, sino enfermos. En ocasiones, los pacientes no necesitan fármacos. En el caso de Patricia, lo que necesitaba era un cambio en sus hábitos, y el deporte cambió su vida.

Pero ¿por qué es tan bueno el ejercicio físico? Os voy a dar 10 razones científicas por las que debemos mantenernos activos físicamente:

1. **Mantener la masa muscular.** Con la edad nuestra masa muscular disminuye y los músculos se van atrofiando. Además, con los años somos menos activos y empiezan los dolores articulares que nos obligan a ser más sedentarios. Por ello, el ejercicio es fundamental para mantener una correcta masa muscular.
2. **Mantener los huesos en buen estado.** El ejercicio hace que los huesos pierdan menos calcio y sean más sólidos. Unos huesos fuertes hacen que disminuya el riesgo de fracturas. Además, una estructura ósea adecuada es la base para mantener joven la anatomía de la cara y el resto del cuerpo.
3. **Mejora el estrés.** El deporte hace que produzcamos una serie de sustancias como hormonas (adrenalina, cortisol, etcétera), serotonina (que aumenta la sensación de felicidad) y otras endorfinas. El ejercicio ha demostrado ser más eficaz que los fármacos para controlar la depresión, la ansiedad y mantener los pensamientos positivos.
4. **Sexo**. El deporte aumenta la concentración de testosterona en el hombre y mejora el riego del área genital en la mujer. Así, la práctica deportiva mejora el comportamiento sexual de las personas.
5. **Cáncer.** El deporte tiene un efecto antiinflamatorio en el organismo. Muchos cánceres son debidos a la inflamación crónica de determinados tejidos. Por ello el deporte previene muchos tipos de cáncer.
6. **Hipertensión arterial.** El deporte disminuye la tensión arterial, previniendo de esta manera enfermedades del corazón y el cerebro.
7. **Digestión.** El deporte mejora el funcionamiento del aparato digestivo a través de un mayor flujo sanguíneo y de un efecto antiinflamatorio.

8. **Piel.** El ejercicio mejora nuestra piel por varias vías: efecto antiinflamatorio, elimina el estrés (el estrés empeora muchas enfermedades de la piel como la psoriasis, la dermatitis o la pérdida de pelo), elimina toxinas, mejora el riego sanguíneo, etcétera.

9. **Dieta.** El ejercicio hace que nos apetezcan más los alimentos sanos.

10. **Datos del National Health Service inglés:** El deporte disminuye un 50% la posibilidad de tener diabetes o cáncer de colon, un 20% la posibilidad de padecer cáncer de mama, un 68% la posibilidad de sufrir fractura de cadera y un 30% la posibilidad de padecer depresión o demencia.

Queda claro que los médicos debemos recomendar hacer deporte a nuestros pacientes. Pero en ocasiones estos nos dicen: «Doctor, es que no tengo tiempo». En realidad lo que quieren decir es «No doy prioridad al deporte en mi día a día». Es decir, es una cuestión de prioridades.

Por último quiero comentar una buena noticia. En enero del 2017 se ha publicado un estudio en JAMA of Internal Medicine donde se demuestra que los deportistas de fin de semana, es decir, las personas que no hacen deporte entre semana pero sí los fines de semana, tienen un 30% menos de posibilidades de muerte prematura que los que no hacen deporte. En el estudio se llama a estos deportistas «*weekend warriors*» o «guerreros de fin de semana», y demuestran que incluso el deporte ocasional ya ejerce esa función *antiaging* en nuestro organismo.

Por lo tanto, elimina los hábitos sedentarios y engánchate a algún deporte que te divierta.

FALSOS MITOS SOBRE EL METABOLISMO

Mantener el peso adecuado es importante para conseguir un envejecimiento saludable. Además, ayuda a tener una piel más sana. El sobrepeso es el origen de muchas enfermedades de la piel y empeora otros muchos cuadros cutáneos.

Para evitar la obesidad tenemos que tener controlado nuestro metabolismo. El metabolismo es el proceso que utiliza nuestro cuerpo para extraer la energía de los alimentos que comemos. Oigo y leo en distintos medios que si aumentamos nuestro metabolismo podemos quemar calorías y perder peso sin necesidad de hacer deporte. Según la American Association of Clinical Endocrinologists no es cierto.

Por ello quería desmentir falsos mitos en relación al metabolismo:

- Aumentar la musculatura hace que aumentemos el metabolismo y perdamos peso. Falso. Es cierto que el músculo quema más calorías que la grasa, pero el músculo en reposo no quema más calorías que la grasa. Hay que hacer ejercicio. Los órganos que consumen más energía en reposo son los pulmones, el corazón, el cerebro, el hígado y el riñón.
- Ciertas comidas pueden activar tu metabolismo. Falso. Se dice que el té verde, el café o los pimientos picantes pueden activar nuestro metabolismo, pero no se ha demostrado.
- Comer pequeñas porciones muchas veces al día activa tu metabolismo. Falso. Es cierto que si realizas varias comidas frecuentes al día tienes menos sensación de hambre, pero cuidado con el número total de calorías que ingieres a lo largo del día. Eso es lo que realmente cuenta.
- Ganamos peso con la edad porque nuestro metabolismo se hace más lento. Falso. Ganamos peso porque nos movemos menos. Observa a un niño, se pasa el día moviéndose, y de hecho los niños tienen el metabolismo más lento que los adultos. Por ello es tan importante el ejercicio diario a medida que envejecemos.

En resumen, debemos realizar ejercicio diario de forma intensa para activar nuestro corazón (correr, nadar, montar en bici, andar, evitar ascensores, etcétera), fortalecer nuestros músculos y huesos (pesas, practicar diversos deportes), trabajar nuestra elasticidad (yoga, pilates, estiramientos) y reponer esas calorías perdidas con comida sana.

NO HAY QUE BEBER TANTA AGUA

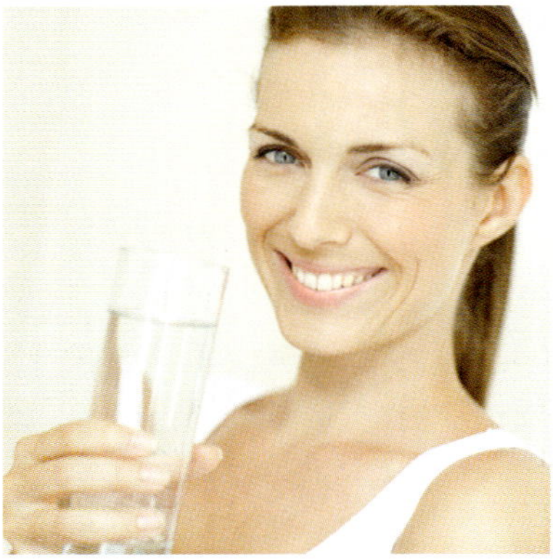

En muchas revistas aseguran que uno de los requisitos para tener una piel 10 consiste en beber mucha agua. ¿Mejora nuestra piel si bebemos 3 litros de agua al día? ¿Es bueno para la salud beber tanta agua?

La ciencia dice que no es bueno beber tanta agua. Nuestro organismo está formado en más de un 90% por agua, por lo que una correcta hidratación es fundamental para tener una vida saludable. Esto es especialmente cierto en niños y ancianos. Pero hay que tener en cuenta que nos hidratamos no solo con agua sino con los distintos líquidos que tomamos a lo largo del día, y también con muchos sólidos como las frutas o vegetales, cuya composición es agua en gran proporción. Por ello beber 3 litros de agua al día no solo no es bueno, sino que podríamos estar forzando al riñón a trabajar en exceso.

¿Y si tengo la piel seca tengo que beber más agua? Pues tampoco. Para hidratar la piel tienes que hacerlo desde fuera. Una persona con piel seca, según expertos de la Clínica Mayo, no tiene que ingerir dosis extra de agua, sino que debe:

- No exponerse al aire seco. Por ejemplo, Madrid, que tiene un clima muy seco, es un mal entorno para las personas con pieles secas.
- Evitar el contacto con agua con mucho cloro.
- Evitar el contacto con agua muy caliente.
- No usar jabones que hagan mucha espuma, sino limpiadores suaves que no eliminen la capa lipídica de la piel.
- Evitar productos que tengan alcohol.
- Usar cremas hidratantes inmediatamente después del baño o la ducha. Esta es la medida más importante y eficaz.
- Disponer de humidificadores en casa.

LA INCÓMODA VERDAD SOBRE LOS SUPLEMENTOS VITAMÍNICOS

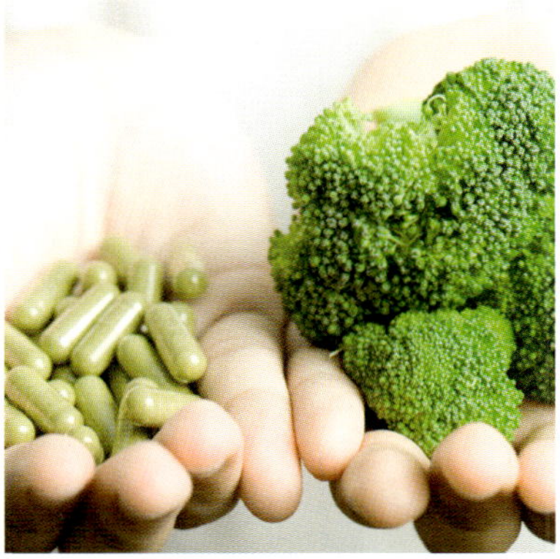

Diariamente nos bombardean con el mensaje de que es bueno tomar múltiples suplementos vitamínicos orales: pastillas para mejorar la piel, el pelo, para tomar el sol, para no envejecer, para la celulitis... En fin, que está claro que hay un verdadero auge de la nutricosmética oral. ¿Pero realmente funciona? Y otra pregunta que no me parece descabellada, ¿puede ser peligrosa?

Lo primero que hay que destacar es que los suplementos vitamínicos no deben sustituir a los alimentos, ya que no tienen exactamente la misma composición. Además, les faltan algunos compuestos como la fibra o los llamados fitoquímicos (nutrientes presentes en frutas, vegetales, cereales y frutos secos). Y los alimentos tienen una complejidad en su composición de la que carecen estos suplementos. Por ejemplo, la vitamina E se halla presente en los alimentos en ocho formas distintas, mientras que en los suplementos solo está presente en una forma.

En segundo lugar hay que tener en cuenta que en los suplementos orales hay un gran negocio. En EE.UU. el mercado de los suplementos «naturales» factura más de 30 billones de dólares anuales, y a diferencia de los fármacos no necesitan demostrar su eficacia ni está regulada la dosis exacta que debemos tomar para que no sea tóxica a largo plazo. Esta situación difiere mucho de la de los fármacos que compramos en una farmacia. Un fármaco necesita años de ensayos clínicos y millones de euros en estudios para demostrar su seguridad, su eficacia, la dosis recomendada y la dosis tóxica.

A pesar de esto, la mitad de los americanos toman suplementos orales y muchos piensan que nada malo les va a ocurrir si los toma. ¿Entonces en qué quedamos?

Según la Clínica Mayo, una persona que haga una dieta completa y equilibrada no debe tomar suplementos excepto en los siguientes casos:

- Las mujeres que quieren quedarse embarazadas deben tomar 400 microgramos al día de ácido fólico para prevenir malformaciones.

- Las mujeres embarazadas deben tomar hierro y vitamina D para cubrir las necesidades del feto.
- Los niños que no comen bien deben tomar suplementos con vitamina A, C y D hasta los 5 años de edad.
- Los adultos de más de 50 años deben tomar suplementos de vitamina B12 o alimentos ricos en dicha vitamina.
- Los adultos de más de 65 años deben tomar 800 unidades internacionales de vitamina D al día.
- Si no comes más de 1600 calorías al día o eres vegetariano estricto debes tomar un complejo vitamínico diario.
- Si no tomas 3 veces por semana pescado debes tomar ácidos grasos omega 3.
- Si tienes alguna enfermedad que haga que no se absorban bien los alimentos en el tubo digestivo debes tomar complejos vitamínicos adicionales.
- Si tienes niveles bajos de vitamina D conviene tomar esta vitamina una vez al mes (se recomienda 24.000 UI al mes).

Cada vez hay más estudios que demuestran que no es bueno tomar de forma indiscriminada suplementos vitamínicos y minerales. Por ejemplo, se ha demostrado que la toma indiscriminada de determinados suplementos aumenta los casos de piedras en el riñón e incluso de cáncer. Lo mejor es una buena dieta, donde el verdadero enemigo sea la sal y el azúcar, con mucha fruta y vegetales.

Por ello, lo ideal es que los pacientes sigan los consejos de su médico de familia o internista en relación a los suplementos que tomar, ya que hay que valorar el estado de salud de cada persona y sus necesidades personales específicas.

¿Qué recomendamos nosotros a nuestros pacientes para mejorar su piel? Aunque esté muy de moda, de momento nosotros no recomendamos colágeno ni ácido hialurónico oral ya que no está demostrado que mejore la piel por esta vía. Tampoco recomendamos antioxidantes orales de forma habitual. Está claro que envejecemos porque nos oxidamos. Lo que no está demostrado es que tomando sustancias antioxidantes envejezcamos menos. En relación a la vitamina D, parece que la mejor forma de conseguirla es a través de una exposición solar diaria corta (menos de 10 minutos) y controlada, sin quemaduras y evitando la exposición de la cara, ya que es la zona que más le da el sol todo el año. En casos de déficit de vitamina D se puede administrar en forma de suplemento oral controlando siempre el riñón ya que puede originar cálculos. En caso de enfermedades fotosensibles (lupus eritematoso, múltiples cánceres de piel, etc.) se puede valorar la toma de fotoprotectores orales, pero por lo general no los recetamos a la población sana. Y mucho deporte, deporte intenso y variado. En resumen, hasta que no se demuestre lo contrario, lo más recomendable es dieta, deporte, cuidar la mente y sentido común.

POCO PLATO, MUCHO TRATO Y MUCHO ZAPATO

Recientemente visité en la consulta a una paciente de 78 años que quería revisarse los lunares, y realmente me sorprendió su aspecto joven, elegante y saludable. Tenía la piel clara, con alguna mancha solar y en su cara presentaba moderadas arrugas de expresión que no la envejecían, sino que indicaban que se había reído mucho.

Aparentaba no más de 65 años. Cuando terminé de explorarla me preguntó si era necesario que realizara algún tratamiento estético, y le dije que no lo veía necesario.

Realmente no lo necesitaba, porque su aspecto era fantástico y, sobre todo, natural. Me contó su secreto:

- No usaba ningún cosmético, excepto la misma crema hidratante de menos de 10 euros desde hacía 15 años.
- No usaba cremas de protección solar.
- No se había aplicado en su vida bótox, rellenos, láseres, radiofrecuencia, etcétera, ni se había operado, ni tan siquiera había visitado a una esteticista nunca.
- No tomaba ningún suplemento alimenticio oral.

Su secreto: evitaba el sol desde niña; paseaba todos los días un mínimo de una hora, disfrutaba diariamente de sus nietos, no fumaba, tomaba mucha fruta, vegetales y pescado; bebía un poco de vino tinto todos los días, y le gusta vestir bien.

Esta paciente nos ha dado una buena lección de lo que es la medicina *antiaging* realmente eficaz: evitar el sol, dieta rica en antioxidantes, no fumar, ejercicio moderado, relacionarse con los demás y cuidarse. Lo que dice el refrán: «Poco plato, mucho trato y mucho zapato».

La historia que les acabo de contar me recuerda a unas declaraciones de la premio Nobel italiana, la doctora Rita Levi-Montalcini, que cuando cumplió 100 años le preguntaron cuál era el secreto de su longevidad y ella, de modo solemne, aseguró: «*No food, no husband, no regrets*» (no comida, no marido, no remordimientos). Rita Levi-Montalcini consiguió el Premio Nobel de Medicina en 1986 por sus investigaciones en las células cerebrales.

¿SE PUEDE PREVENIR EL ENVEJECIMIENTO?

Recientemente se ha publicado un informe del National Institute on Aging (www.nia.nih.gov) donde se hace un análisis sobre todos los tratamientos *antiaging* que hay en el mercado y se valora si se han demostrado científicamente en humanos o si son meras estrategias de *marketing*. Merece la pena echar un vistazo a esta página web y a sus informes técnicos, alejados de las presiones comerciales.

En relación a los antioxidantes, este instituto describe la ilusión de la que se partía al trabajar en la hipótesis de que añadiendo estos suplementos a nuestra dieta, nuestro envejecimiento se iba a ralentizar, ya que se impediría la oxidación de nuestras células. Sin embargo, todavía no se ha demostrado que los suplementos de antioxidantes tengan ningún efecto antiedad en humanos.

Por lo que respecta a la restricción calórica hay mucha controversia. Se ha visto que en algunos animales la restricción del 40% de las calorías aumentaba la esperanza de vida. Sin embargo en otras especies, como el ratón salvaje, esta restricción disminuía la esperanza de vida. En la actualidad se están realizando estudios en primates y humanos, pero todavía no hay datos concluyentes.

Otros científicos sugieren que el resveratrol, componente que hallamos en las uvas y las nueces, puede tener determinados beneficios para la salud de animales y humanos, aunque el propio instituto sugiere que debemos esperar a que los estudios confirmen los beneficios y riesgos de tomar este suplemento durante un período largo de tiempo, y en caso de que sea beneficioso, confirmar cuáles son las dosis adecuadas.

Se ha demostrado que la rapamicina (un fármaco que se usa para evitar el rechazo de órganos trasplantados) y la metformina (fármaco para el tratamiento de la diabetes) aumentan la esperanza de vida, en estudios realizados con determinados animales. Esta es una línea de investigación muy interesante, aunque hay que tener en cuenta que estos fármacos tienen también efectos secundarios.

Se han recomendado determinadas hormonas para prevenir el envejecimiento. Con la edad baja el nivel de determinadas hormonas, lo cual no necesariamente tiene que ser malo. Por ello no siempre es conveniente restaurar los niveles que teníamos de jóvenes, porque en realidad no sabemos las consecuencias. Además, es probable que tomar suplementos hormonales inhiba la secreción propia de nuestra hormona natural.

Con frecuencia se recomiendan hormonas como la testosterona, la DHEA (dehidroepiandrosterona) y la hormona del crecimiento. Sin embargo, según el citado informe, no se ha demostrado que prevengan el envejecimiento y tampoco se sabe con seguridad qué efectos secundarios puede tener ingerir estos suplementos hormonales. Por lo tanto no recomiendan su uso indiscriminado para la prevención del envejecimiento, aunque sí se deben usar en casos de déficit patológico de estas hormonas.

El informe concluye que lo que sí tiene soporte científico es afirmar que una dieta sana acompañada de deporte previene el envejecimiento. Hasta que la ciencia diga otra cosa, eso es lo que tenemos que hacer si queremos envejecer mejor.

Por todos estos datos, y valorando las excepciones comentadas anteriormente, podemos decir que no hay atajos ni milagros para prevenir el envejecimiento que estén demostrados científicamente. Sin embargo, actualmente hay numerosos grupos de investigación trabajando en la búsqueda de una combinación eficaz de vitaminas, oligoelementos, pro y prebióticos, fármacos, dietas y hormonas que nos conduzcan a prevenir el envejecimiento. Debemos destacar el trabajo del National Institute on Aging Interventions Testing Program (NIA-ITP) que actualmente trata de homogeneizar los modelos experimentales y las técnicas empleadas en todo el mundo para estudiar la longevidad. Según este instituto, todavía tendremos que esperar unos años hasta que se establezcan los protocolos definitivos contrastados científicamente para el diagnóstico y manejo del proceso de envejecimiento.

ES BUENO O MALO TOMAR EL SOL

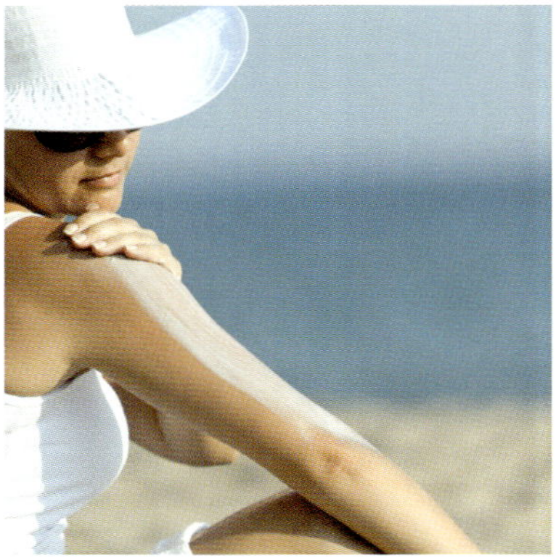

Últimamente se habla mucho de los beneficios de tomar el sol. El sol, a través de la vitamina D, tiene muchos efectos positivos, no solo para los huesos sino también para la prevención de numerosos cánceres.

Acaba de publicarse un estudio que compara personas que toman el sol de forma habitual con personas que no lo toman por miedo al cáncer de piel. Los resultados son sorprendentes: las personas que no toman el sol tienen menos cáncer de piel, ¡pero más cánceres de otros tipos! ¿Estamos los dermatólogos, en nuestro afán por prevenir el cáncer de piel, haciendo que la salud de las personas empeore al privarlas de los beneficios del sol?

Este es un tema polémico en el cual no hay un consenso científico internacional. En mi opinión, creo que debemos aplicar el sentido común. Somos lo que somos por el sol, es decir, si en nuestro planeta hay vida es porque hay sol. Por ello creo que no debemos evitarlo a toda costa. ¿Pero entonces desarrollaremos cáncer de piel tipo melanoma si nos exponemos a él? ¿Qué debemos hacer?

El mensaje es que no tenemos que evitar el sol a toda costa. Tomar el sol 10 minutos al día sin fotoprotector es conveniente para la salud. Lo ideal es que la zona de la piel que se exponga al sol no sea la cara, ya que es el área más castigada a lo largo de la vida y favoreceríamos el fotoenvejecimiento facial. Esa exposición diaria puede ser en los brazos o en las piernas. Y sobre todo debemos evitar la quemadura solar. La quemadura solar es el mayor factor de riesgo para padecer cáncer de piel.

Las quemaduras solares durante la infancia y la adolescencia aumentan el riesgo de padecer melanoma durante la edad adulta (el cáncer de piel más agresivo) y carcinoma basocelular (el cáncer de piel más frecuente, afortunadamente menos agresivo). Uno de los pilares básicos de la prevención de estos tumores es procurar una adecuada protección solar en niños y adolescentes, con énfasis en evitar quemaduras solares (que la piel se enrojezca tras una exposición solar intensa o prolongada ya es quemadura, aunque sea leve).

La protección solar gira sobre tres ejes básicos:

1. Buscar la sombra cuando se pueda.
2. Ropa y gorros adaptados a las circunstancias y actividades que se realicen.
3. Fotoprotectores tópicos (cremas solares) aplicados en las zonas de piel que inevitablemente van a recibir sol, especialmente si la exposición es próxima al mediodía o va a ser prolongada. Para los niños se deben elegir productos especialmente adaptados a las características de su piel.

Los colegios pueden jugar un papel fundamental en cualquier estrategia de protección solar dirigida a niños y adolescentes. Por una parte, porque pueden contribuir a informar y educar al respecto sin caer en posiciones innecesariamente alarmistas (algo de sol con moderación no es necesariamente malo, pero la quemadura solar siempre lo es, y casi siempre es fácilmente evitable). Por otra parte, porque pueden facilitar y apoyar iniciativas que hagan mucho más accesible y cómoda la protección solar de los niños y adolescentes durante los recreos y actividades escolares que se desarrollen al aire libre en primavera o verano. Si los niños van a estar un rato largo expuestos al sol, es bueno que se familiaricen con el uso de una crema de protección solar y lo vean tan natural como lavarse las manos antes de volver a clase si se las han ensuciado durante el recreo.

A través de nuestra clínica hemos desarrollado en el colegio de mis hijos el proyecto #NOTEQUEMESCONELSOL. Dicho proyecto incluyó la colocación en el colegio de dispensadores de crema de protección solar, junto a una serie de charlas informativas y educativas dirigidas a los alumnos, padres y profesores, con el objetivo de facilitar un uso racional y apropiado de las medidas de protección solar en los niños. Carlos Sainz Jr. apadrinó la iniciativa. Es muy importante poder llegar a los niños con mensajes positivos a través de sus héroes y referentes, por ejemplo de los deportes.

Aunque no somos partidarios de demonizar el sol ni de promover conductas de evitación solar, sí me parece importante enseñar desde el colegio a convivir amigablemente con el sol. En particular, es clave evitar las quemaduras solares durante la infancia y la adolescencia si queremos reducir la incidencia de cáncer de piel en el futuro.

En resumen, la exposición solar excesiva e inadecuada favorece la aparición posterior de cáncer de piel y también el envejecimiento prematuro de nuestra piel, con manchas y arrugas. Estos efectos negativos suelen verse a largo plazo y, a menudo, cuando empezamos a ser conscientes de ello, el daño ya está hecho. Cada vez más estudios relacionan la aparición de muchos tumores de piel con los hábitos de exposición solar que tuvimos 20 o 30 años atrás. Por eso es fundamental la protección solar durante la infancia y la adolescencia.

El mensaje es claro: LO QUE DEBEMOS HACER ES EVITAR LA QUEMADURA SOLAR. Por ello, si hacemos una exposición solar moderada evitando la quemadura solar podemos estar tranquilos.

Otro tema muy distinto es el fotoenvejecimiento. Si queremos tener una piel luminosa, sin manchas, venas y arrugas DEBEMOS EVITAR TOMAR EL SOL. Así, las zonas de piel expuestas de manera continua (cara, orejas, labios, escote y dorso de manos) siempre deben protegerse del sol, mientras que la exposición moderada de otras partes del cuerpo no debe generar ningún problema. Tomar 10 minutos al día de sol sin protección en zonas del cuerpo que no han tenido mucha exposición a lo largo de la vida es recomendable. Además, el sol es la fuente más sana de vitamina D. En resumen, disfruta del sol, pero con sentido común y sin quemaduras.

DECÁLOGO SOBRE LA PROTECCIÓN SOLAR

1. **No existe la protección total**. Aunque nos pongamos una crema con el mayor índice del mercado siempre pasa algo de radiación ultravioleta a la piel. Por eso además de usar las cremas de fotoprotección debemos exponernos con moderación.
2. **La diferencia entre los índices de protección a partir de 15 es mínima.** Un índice de protección 30 bloquea el 96,7% mientras que un índice de protección 50 bloquea el 98%.
3. Un índice de **protección 20 significa que una persona tardaría 20 veces más tiempo en ponerse roja al sol** que si no llevara crema de protección.
4. La mayor parte de las cremas de protección solar **tardan un mínimo de 20 minutos en actuar**. Por eso hay que aplicarlas 20 minutos antes de la exposición.
5. Es más importante **renovar la aplicación de la crema de protección cada 2-4 horas** que preocuparse en conseguir el índice de protección más alto.
6. Los niños que han tenido más de 3 quemaduras solares tienen 10 veces más riesgo de padecer melanoma en la edad adulta. Por ello es **fundamental la fotoprotección en niños**.
7. **La protección física es vital**: el empleo de ropa, licras, sombreros y gafas de sol ayuda y es más eficaz que las cremas para prevenir la exposición solar.
8. El 80% de la irradiación solar que tenemos a lo largo del año ocurre en época de no verano. Por ello hay **que fotoprotegerse también en invierno**.
9. Tres **falsos mitos sobre el sol**: que hasta las 12 no quema, que exponerse al sol haciendo deporte no es tan malo como hacerlo tumbado y que en los días nublados no hay peligro.
10. **El cosmético más eficaz** que existe para prevenir arrugas y manchas **es una buena crema de protección solar**.

ENVEJECER SIENDO FELIZ

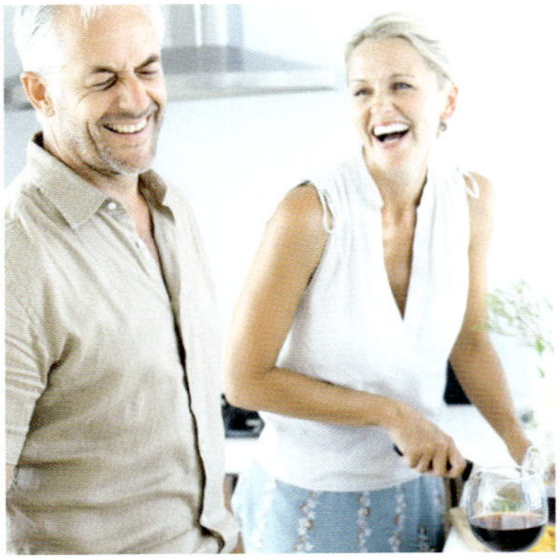

La batalla contra el envejecimiento la tenemos perdida desde que nacemos. Una vez que hemos analizado los hábitos de vida saludables como la dieta, el deporte o la protección solar, vamos a analizar cómo podemos envejecer siendo más felices.

En la actualidad vivimos una media de 35 años más que nuestros bisabuelos; prácticamente se nos regala otra vida. Sin embargo, cuando se habla de la vida se dice que tiene forma de U invertida: nacemos, alcanzamos nuestro potencial más alto y poco a poco entramos en la decrepitud.

Tendríamos que conseguir que nuestra vida no tuviera esa pendiente descendiente en el último tercio, sino que tuviera forma de escalera, y que esos 35 años que vivimos de más los vivamos con más sabiduría, más sosiego, más autenticidad y sobre todo más felicidad.

Curiosamente muchos estudios demuestran que a medida que envejecemos, por lo general somos más felices. Aun así, la mayor parte de nosotros queremos seguir siendo jóvenes. Un estudio publicado en 2016 en el *Journal of Clinical Psychiatry* muestra «una tendencia a sentirse mejor con uno mismo y con la vida año tras año y década tras década». Además, este estudio ha demostrado que la salud mental de las personas mayores es mejor que la de los jóvenes, destacando que en la veintena y en la treintena hay más depresión, ansiedad y estrés que en la vejez.

De momento empezamos bien. Con los años nos hacemos más feos y menos ágiles, pero nos sentimos más felices. Parece pues que existe una progresión lineal entre la edad y la sensación de felicidad. Probablemente, con los años gestionamos mejor nuestras emociones y tenemos mayor querencia hacia las memorias positivas.

¿Pero la sociedad actual, con su desarrollo tecnológico y los avances sociosanitarios, nos hace más felices?

Está claro que en los últimos 150 años ha habido una serie de mejoras, sobre todo a nivel de salud y prosperidad material: la mortalidad infantil ha bajado de un 30% a menos de un 5%; nuestra esperanza de vida se ha duplicado; hemos eliminado muchas enfermedades; ha disminuido el hambre en todo el mundo. Sin embargo, nuestra felicidad no se basa exclusivamente en cuestiones de salud o riqueza. Por ejemplo, se ha demostrado que la enfermedad disminuye la felicidad al principio, pero luego el ser humano se adapta a la misma y no es una fuente de infelicidad; algo que se ha comprobado con muchas enfermedades crónicas como la diabetes.

Por lo tanto, para ser feliz no basta con tener salud y comodidades materiales. Los factores sociales, éticos y espirituales cuentan. Quizás algunos antepasados nuestros eran más felices por los lazos con su comunidad, religión o conexión con la naturaleza.

Parece evidente que la familia y el sentido de comunidad tienen más impacto sobre nuestra felicidad que el dinero y la salud. Personas con fuertes lazos familiares o que viven en comunidades unidas son más felices que las que no tienen una adecuada vida familiar o social.

La felicidad también depende de nuestras expectativas. Es interesante la charla TED donde se compara el nivel de felicidad de una persona que gana mucho dinero en la lotería con una persona que sufre un accidente de tráfico y se queda parapléjica. Con el tiempo, de forma sorprendente, ambas son igual de felices. Cuando te toca la lotería tus expectativas suben y la posibilidad de sentirte plenamente satisfecho baja. Cuando tienes una enfermedad, las expectativas disminuyen y la posibilidad de tener más satisfacciones sube. Por lo tanto se cumple el dicho de que no es más feliz el que más tiene, sino el que menos desea.

El tema de las expectativas me parece muy interesante. Se puede aplicar a muchos ámbitos de nuestra vida: la educación de nuestros hijos, la vida matrimonial, nuestro desarrollo personal... Y también lo podemos aplicar al mundo de la estética.

Hace años, una persona se comparaba físicamente con las personas de su entorno: sus familiares, amigos, la gente de su pueblo o ciudad. Hoy, con los medios de comunicación masivos, nos comparamos físicamente no con nuestro entorno sino con los famosos que aparecen en la televisión, redes sociales, revistas o distintas publicidades. Nuestras expectativas son mucho más altas y, por lo tanto, las posibilidades de decepción mayores.

Al final, sentirnos felices o no depende de nuestro interior, del adecuado balance entre determinados neurotransmisores de nuestro cerebro, como la serotonina, la dopamina o la oxitocina. Da igual el dinero que tengas, tu nivel social o las cirugías estéticas que te hagas, si no tienes un equilibrio entre estas sustancias químicas no podrás ser feliz. Por ello, la frase de «la felicidad viene de dentro» tiene todo el sentido.

Para tener ese equilibrio interior lo más importante es tener un porqué en nuestra vida, un sentido, una finalidad. La religión es capaz de dar ese porqué a muchas personas. Algo parecido ocurre con las organizaciones y empresas. Yo intento que el personal de nuestra clínica tenga claro el PORQUÉ de nuestra actividad. Muchas organizaciones y empresas saben qué hacen y cómo lo hacen, pero pocas saben por qué lo hacen. Ese porqué es lo que transmite a los clientes o pacientes las ganas de adquirir los productos o acudir a la consulta y a los trabajadores de la empresa el orgullo de participar en el proyecto. Un ejemplo es Apple. Su porqué es cambiar el mundo a través de una tecnología cómoda y de diseño, por ello Apple no tiene clientes sino creyentes.

Uno de los comentarios que nos hacen los pacientes que acuden a nuestra consulta para mejorar estéticamente es que se sienten jóvenes pero se ven mayores. En estudios realizados con personas de más de 50 años, la diferencia media entre la edad cronológica y la edad que sentían que tenían era de 13 años. Y en las personas sanas y activas, la diferencia era incluso mayor.

Parece que sentirse joven tiene muchos beneficios; las personas que se sienten jóvenes tienden a vivir más. En un estudio realizado en el University College of London sobre más de 6.500 adultos, con una media de 66 años, resultó que el 70% de los encuestados se sentían más jóvenes que la edad cronológica que tenían, el 25% se sentían de la misma edad y un 5% se sentían más viejos de lo que realmente eran.

Los científicos siguieron la evolución de estas personas y el resultado 8 años después fue fascinante: las personas que se sentían más viejos morían antes que los que se sentían más jóvenes. Sentirse joven estaba asociado a mayor actividad física y mental, así como a mayores y mejores relaciones sociales.

¿La dermatología estética es capaz de mejorar la felicidad de los pacientes? ¿O por el contrario los introduce en una dinámica de perfeccionismo y culto al cuerpo de la cual es difícil salir? En mi opinión, todo depende de cómo se realice la práctica médica. No hay duda de que una dermatología estética realizada con rigor y honestidad, intentando ayudar a que los pacientes se sientan mejor, mejorando su autoestima, puede ser un apoyo para llevar de la mejor manera el proceso de envejecimiento que a todos nos afecta. Pequeños retoques pueden hacer que nos veamos mejor, lo cual hará que nos sintamos mejor y hagamos sentir mejor a los demás. Por ello, la combinación prudente y con sentido común de determinadas técnicas de dermatología estética puede mejorar nuestra calidad de vida y la de los demás.

6 CONSEJOS PARA ENVEJECER FELIZ

1. **Cuida las relaciones personales.** Las personas que fomentan fuertes relaciones personales a lo largo de su vida envejecen más sanos y más felices. Y, sobre todo: rodéate de gente feliz. Tal y como vives así vas a envejecer.

2. **Preocúpate por ser y no por tener.** El tiempo vence al dinero. Las personas que se preocupan por tener más tiempo para ellos son más felices y envejecen mejor que las personas que se preocupan por aspectos materiales.

3. Es necesario tener dinero para poder vivir sin estrés. Pero según algunos estudios, a partir de 75.000 dólares al año ya no hay relación entre felicidad y dinero. **Compra experiencias**. Se ha demostrado que las personas que usan su dinero para comprar experiencias son más felices que las que compran cosas.

4. **Detente a oler las rosas.** Las personas que saben disfrutar de los pequeños placeres de la vida son más felices y envejecen mejor. La vejez es la pérdida de la curiosidad.

5. **Ayuda a los demás.** Las personas que dedican parte de su tiempo en ayudar a los demás experimentan más la sensación de felicidad. Las peores arrugas son las del alma.

6. **Haz deporte.** El ejercicio se ha demostrado superior a los fármacos para tratar la depresión o la ansiedad. También se ha demostrado que las personas activas físicamente tienen más pensamientos positivos.

CUIDAR LA MENTE: *MINDFULNESS*, MEDITACIÓN, YOGA Y OTRAS TÉCNICAS

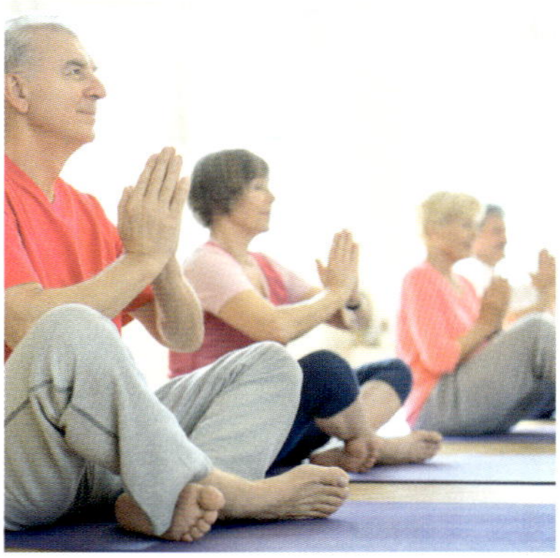

En nuestra consulta, cuando preparamos un plan de prevención de envejecimiento facial o corporal siempre nos referimos a la importancia de cuidar la mente.

Pero ¿qué es cuidar la mente? Básicamente me refiero a dejarla descansar de forma periódica, es decir, liberarla de vez en cuando de preocupaciones y pensamientos improductivos y negativos. En nuestra vida diaria sobran las prisas y falta reflexión.

¿Cuánto tiempo hace que no pasas 10 minutos sin hacer nada? Cuando digo nada quiero decir sin leer, sin móvil ni ordenador, ni televisión, sin pensar en el pasado o en el futuro. Es curioso, pero nuestra mente siempre está trabajando, y la mayor parte del tiempo la tenemos llena de pensamientos absurdos, preocupaciones, hechos que no podemos cambiar, situaciones vividas con incomodidad, incertidumbres sobre el futuro.

Nos encargamos de realizar el mantenimiento del coche, de la casa, incluso de nuestro cuerpo cuando nos hacemos una revisión. Pero no nos preocupamos de forma rutinaria de lo más grande que tenemos, que es nuestra mente. Nuestra mente es la que nos va a ayudar o no a ser felices. Es la que nos da la estabilidad emocional, la que va a diseñar proyectos creativos en lo personal o laboral, la que va a innovar en nuestras vidas, la que va a influir en las relaciones con los demás.

En un estudio publicado recientemente, científicos de Harvard confirmaban que nuestra mente se encuentra el 47% del tiempo perdida en pensamientos y emociones. Y esta es una de las mayores causas de infelicidad: nos pasamos la mitad de nuestra vida con pensamientos negativos y no productivos.

Por ello tenemos que incluir en nuestra vida diaria tiempo para que nuestra mente descanse, se relaje. ¿Cómo lograrlo? Hay muchas vías como el deporte, aprender a tocar un instrumento musical, leer un libro en un rincón tranquilo, cuidarnos, escuchar música, respirar profundo, meditar, estirar, practicar yoga, hacer *mindfulness*, bailar, etc. Todo ello manteniéndose alejado de todos los dispositivos electrónicos que nos mantienen tan conectados diariamente.

He mencionado la palabra *mindfulness* ¿Qué es el *mindfulness*? Hace unos 30 años, un médico de Harvard, el doctor Kabat-Zinn, desarrolló a partir del pensamiento budista el llamado *mindfulness*, corriente que está teniendo una gran repercusión en el mundo occidental en los últimos años. La traducción de *mindfulness* sería atención plena.

El *mindfulness* no es una técnica ni un entrenamiento, sino una cualidad de la mente que todos poseemos y que consiste en estar atento al momento presente, tanto en lo que acontece en nuestro interior como en lo que ocurre fuera de nosotros mismos. Todo ser humano tiene la capacidad innata de prestar atención a sus experiencias, sin juzgarlas y con total aceptación. Hay personas que obtienen de la vida y sus acontecimientos una pedagogía de aceptación profunda del momento presente, lo cual no es otra cosa que lo que llamamos *mindfulness*.

La meditación es el método principal para lograr la atención plena. El entrenamiento consiste en dedicar diariamente un tiempo, de 10 a 30 minutos, para focalizarse en el presente. Una especie de diario *time out* para ser conscientes de nosotros mismos y de la forma de relacionarnos con todo lo que nos rodea. Se recomienda empezar con 10 minutos, o incluso menos tiempo, y hacerlo por la mañana.

Hoy, el *mindfulness* promete mejorar la depresión, la ansiedad, hacerte más feliz e incluso más productivo y envejecer mejor. ¿Funciona realmente el *mindfulness*? Recientemente se ha realizado un metaanálisis (análisis de los estudios existentes) y se ha demostrado que esta técnica es eficaz sobre todo en el manejo del estrés. Por lo que se refiere a la relación entre *mindfulness* y envejecimiento, podemos decir que hay estudios que demuestran que la meditación periódica produce cambios anatómicos en el cerebro que hacen que envejezca mejor. Incluso se acaba de publicar un estudio que demuestra que esta técnica alarga los telómeros (estructuras celulares que están implicadas en la longevidad). El problema es que las muestras no son muy grandes, es decir, que no hay estudios con un número grande de pacientes, por lo que las conclusiones no son científicamente muy sólidas.

¿Cuál es mi opinión? Probablemente la palabra *mindfulness* tiene algún componente de *marketing*. También en Occidente nos gusta lo que viene de fuera, sobre todo si es de Oriente, y no apreciamos los enormes valores de nuestra cultura y la rica complejidad de nuestras raíces griegas y romanas. Por ejemplo, la meditación y encontrarse a sí mismo es algo que está ligado a la más profunda tradición cristiana.

Sin embargo, creo que desconectar a diario, limpiar y cuidar nuestra mente, ejercitar el músculo de la atención y mirar hacia dentro siempre es algo positivo, sobre todo en tiempos como los actuales, en los que vamos demasiado deprisa sin tener muy claro a dónde. Para conseguir esta desconexión también podemos, como decía antes, practicar muchas otras actividades como determinados deportes, tocar instrumentos musicales, o introducirse a la práctica del yoga, que es una de las actividades físicas donde se pone en evidencia la conexión entre nuestra mente y nuestro cuerpo.

Esta desconexión periódica de toda tecnología, este cuidar nuestra mente, el «no hacer nada» ocasional, puede ayudarnos a envejecer mejor, con la mente más relajada, aceptando las pequeñas frustraciones diarias que la vida nos obliga a aceptar, asumiendo que la batalla contra el envejecimiento la tenemos perdida desde el nacimiento. Además, nos puede ayudar a soportar y convivir con el estrés de nuestro día a día e incluso nos puede ayudar a enfrentarnos a enfermedades crónicas que la medicina moderna no es capaz de curar, pero sí de controlar.

CÓMO LOS NIÑOS NOS PUEDEN ENSEÑAR A VIVIR Y ENVEJECER

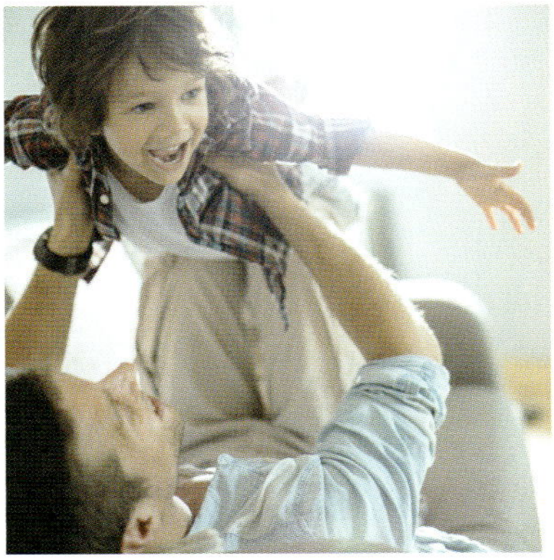

Tengo dos hijos, de 9 y 7 años, y es fascinante observarlos y sacar enseñanzas que podemos utilizar los adultos para vivir y envejecer mejor.

Hace poco salí una tarde con mis hijos a dar una vuelta en vez de torturarles con una nueva actividad extraescolar. Paseamos por El Retiro, tiramos piedras, tomamos un helado, oímos tocar el violín a un músico callejero, ojeamos libros en una biblioteca, tomamos una pizza y nos fuimos a casa. Leímos juntos un capítulo de un libro y se acostaron. Cuando fui a darle un beso a Adriana, me dijo: «Papá, hoy ha sido el mejor día de mi vida». Para que los niños tengan el mejor día de su vida no es necesario llevarles al parque de atracciones ni al Polo Norte a ver a Papá Noel. Los niños nos enseñan que la felicidad está en disfrutar de las pequeñas cosas.

Estas son las 12 actitudes que tienen los niños y que los adultos deberíamos imitar si queremos vivir y envejecer mejor:

1. **No tienen miedo al fracaso.** Los niños lo intentan todo y no les preocupa equivocarse. No les importa ser juzgados. Siguen el dicho de que «cuanto antes fracases, antes triunfarás».

2. **Enseñan sus cicatrices.** Cuando un niño se rompe un hueso o se hace una herida es el héroe de la clase y enseña con orgullo la cicatriz a sus compañeros. Con la edad escondemos nuestras cicatrices porque las percibimos como signos de debilidad. Los niños las consideran historias que contar, batallas peleadas.

3. **Son felices.** Nos pasamos la vida buscando la felicidad, intentando encontrar el equilibrio emocional, y los niños alcanzan esa felicidad a través de la inocencia, la ocupación constante y los placeres sencillos.

4. **Expresan sus emociones.** En ocasiones los adultos no expresamos nuestras emociones porque no es políticamente correcto. Los niños lo hacen constantemente. Hay un proverbio judío que dice que «el jabón hace a la piel lo que las lágrimas al corazón».

5. **Nos aman incondicionalmente.** Y nos perdonan con increíble rapidez y facilidad.

6. **Usan de forma prodigiosa la imaginación.** Einstein dijo que «la imaginación es más importante que el conocimiento». Y Picasso decía que «todo niño es un artista. El problema es cómo seguir siéndolo una vez creces». Su curiosidad no tiene límites.

7. **No piensan en el mañana.** Disfrutan el día a día. Incluso en las peores circunstancias los niños intentan disfrutar constantemente de todo. El pensar en exceso en el pasado o en el futuro genera ansiedad.

8. **Cuestionan el orden establecido.** Se hacen preguntas constantemente. Es un buen consejo desafiar el *statu quo*.

9. **Ríen mucho.** Chaplin decía que «un día sin risas es un día perdido». Los niños se ríen de las cosas más inverosímiles.

10. **Confían en su intuición.** Los niños siguen el dicho de que «todo el conocimiento del mundo no supera la intuición».

11. **Son inocentes.** No tienen prejuicios, ni maldad, ni sentimiento de culpa, vergüenza o remordimiento. Son soñadores y creen en la magia.

12. **Nunca tienen prisa.** Lo importante para ellos es jugar y disfrutar. El mundo no se va a parar porque lleguemos 5 minutos tarde a algún sitio.

Deberíamos incluir algunas de estas actitudes en nuestro día a día. No ir con tanta prisa a todos los sitios, soñar, imaginar, reír, cuestionarlo todo, desafiar el *statu quo*, disfrutar del día a día, ser curioso, expresar nuestras emociones, no tener miedo a enseñar nuestras cicatrices, experimentar. De alguna forma debemos recuperar estas actitudes que también nosotros tuvimos.

CAUSAS DEL ENVEJECIMIENTO

Para finalizar este bloque de Estilo de vida antiedad quiero describir por qué envejecemos. Existen unas causas internas (envejecimiento intrínseco) y otras externas (envejecimiento extrínseco).

Envejecimiento intrínseco

El envejecimiento intrínseco o interno está causado por los genes que heredamos. Se trata de un proceso natural que se inicia a partir de los 30 años.

Envejecimiento extrínseco

Es fundamental conocer estos factores extrínsecos porque podemos actuar sobre ellos para poder prevenir el envejecimiento de la piel.

El sol

Es el principal agente causante del envejecimiento. Los cambios que produce el sol en la piel se denominan fotoenvejecimiento. Este fotoenvejecimiento depende de dos factores: 1) el tipo de piel de la persona y 2) el tiempo de exposición solar.

El tabaco

El tabaco produce una serie de cambios metabólicos en nuestro cuerpo y en nuestra piel que aceleran el envejecimiento. Estos cambios pueden mejorar solamente con dejar de fumar durante meses.

Las posturas al dormir

Las mujeres tienden a dormir de lado, por lo que estas arrugas suelen aparecer en el mentón y en las mejillas. Los hombres apoyan la cara sobre la almohada, por lo que las arrugas suelen aparecen en la frente. Estas arrugas se distribuyen de forma vertical en la cara y se notan más por la mañana al levantarse y menos por la noche. Las personas que duermen boca arriba no tienen este tipo de arrugas.

Los gestos faciales

Los movimientos repetidos de los músculos faciales (gesticulación) producen arrugas.

La gravedad

La ley de la gravedad también afecta al estado de nuestra piel.

La dieta inadecuada y el alcohol

Una dieta no adecuada puede causar un envejecimiento prematuro de la piel al no aportar los debidos nutrientes a la piel. Los cambios bruscos de peso producen estrías en la piel y un envejecimiento generalizado de la misma. El alcohol produce la aparición de enrojecimiento generalizado y venitas. Por otra parte, el alcohol también puede alterar la absorción de determinadas vitaminas que son necesarias para mantener una piel sana.

«Un rostro sin arrugas es un pliego de papel en el que no hay nada escrito.»

Jean Paul Richter

TÉCNICAS DE REJUVENECIMIENTO SIN CIRUGÍA

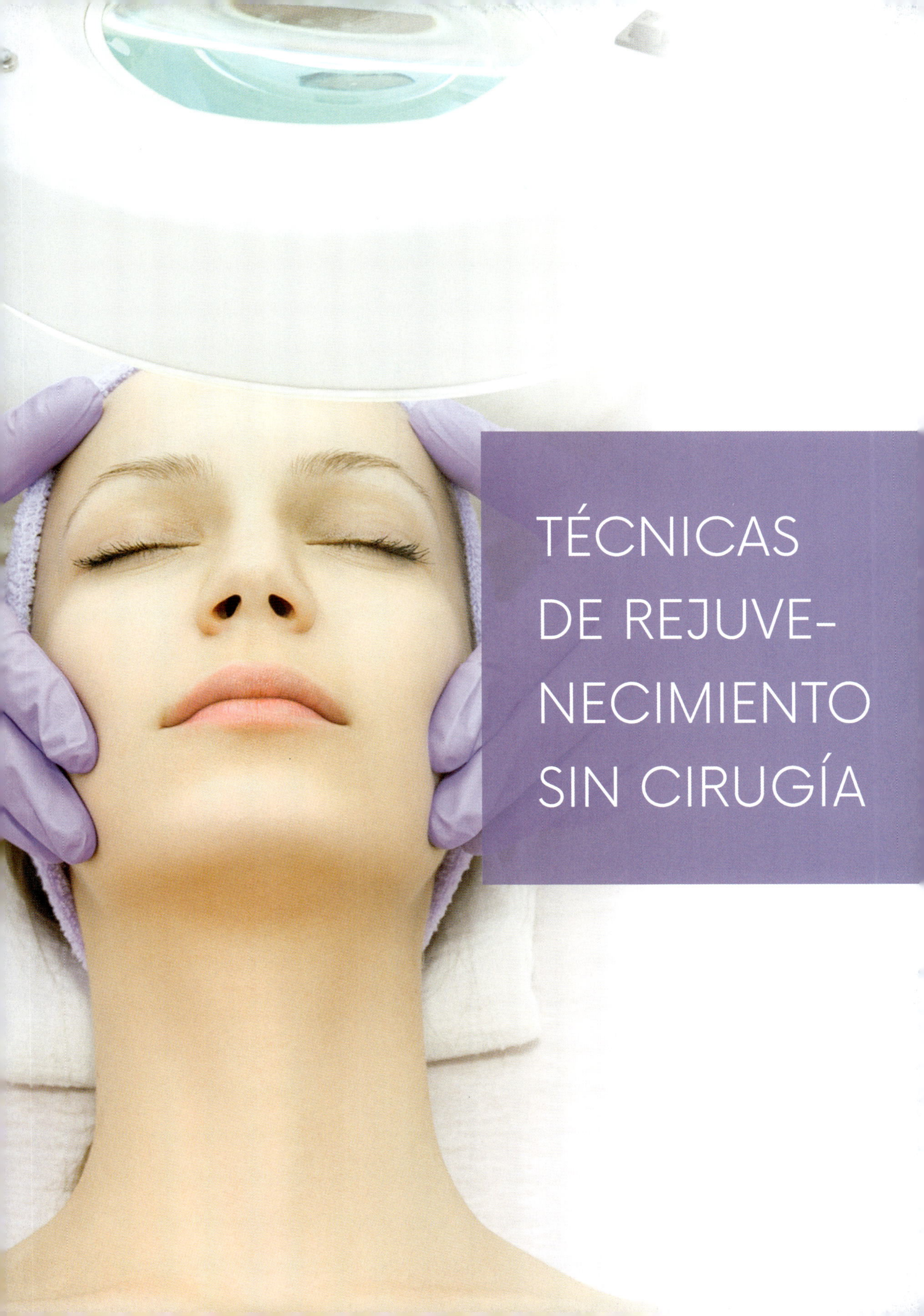

¿POR QUÉ NOS SENTIMOS ATRAÍDOS HACIA LO BELLO?

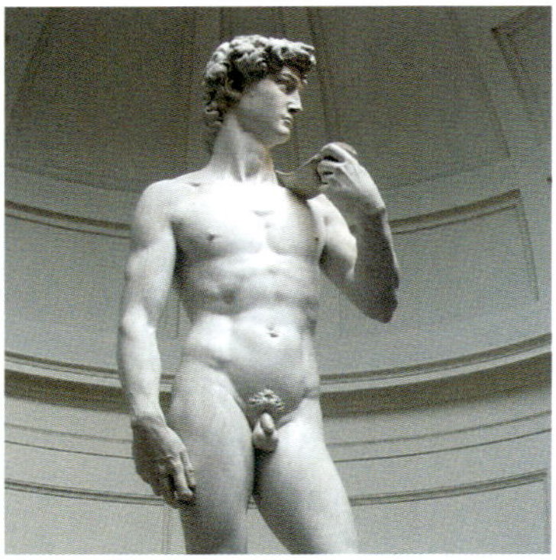

Vivimos en el mundo de la imagen. Según la Asociación Americana de Cirugía Plástica, los *selfies* han aumentado casi un 50% las consultas de estética. Nunca hemos tenido un conocimiento tan exacto de nuestro físico. Triunfan las redes sociales basadas en la imagen como Instagram o Pinterest. Ante esta avalancha de imágenes en las que nos preocupa resultar atractivos nos surge una pregunta: ¿qué es realmente la belleza?

Es cierto que estamos programados biológicamente para que nos atraiga lo bello. Tenemos el sentido estético profundamente arraigado en nuestros genes. Hay estudios que demuestran que un recién nacido mantiene la mirada durante más tiempo ante una persona atractiva que ante una persona que no lo es.

Sin embargo, la belleza se opone al concepto de que todos debemos tener las mismas oportunidades al nacer. Parece demostrado que las personas atractivas tienen más facilidades en la vida. Existen estudios que demuestran que las personas bellas encuentran con mayor facilidad trabajo, sus sueldos son más elevados, tienen menos dificultades para encontrar pareja e incluso el médico les dedica más tiempo en su consulta. Hay también algún estudio que demuestra que los jueces son más indulgentes con personas atractivas. En resumen, las personas bellas inducen respuestas positivas, y existe una peligrosa y en ocasiones angustiosa relación entre belleza y éxito. Por lo tanto, y aunque sea injusto ya que no tiene ningún mérito, la gente bella tiene una ventaja en la vida, sobre todo en situaciones donde una primera impresión es decisiva. Y sabemos que solo tenemos una oportunidad de causar una primera buena impresión.

Pero ¿existen realmente unos cánones eternos de belleza o esta depende de los criterios de la época? Hay personas que defienden que la belleza está en el ojo de quien la observa y los cánones de belleza varían en función de las distintas culturas y de las épocas que nos han tocado vivir.

Por ejemplo, el aspecto de la figura humana ideal ha cambiado con las distintas culturas y épocas. Rubens se quedaría perplejo si asistiera a la pasarela Cibeles. Es cierto que en épocas de pobreza las personas no delgadas se consideran más atractivas. Hoy, la delgadez es uno de los requisitos para la elegancia según muchos diseñadores de ropa. Incluso en el cine se pueden observar cambios en el gusto estético en función del tiempo en que vivimos. En épocas de crisis los rasgos duros se ponen de moda, como es el caso de Marlene Dietrich, y en tiempos de bonanza económica son más interesantes las caras más femeninas como Audrey Hepburn.

Está claro que los gustos y las modas cambian en función de las distintas culturas y de la época. Sin embargo parece que existen una serie de criterios estables y eternos de belleza. Cuando uno contempla el busto de Nefertiti (que significa «la hermosa ha llegado») o las Majas de Goya, probablemente tenemos las mismas sensaciones que las personas que las contemplaron siglos atrás. Al admirar un cuadro de Rubens observamos mujeres que hoy podríamos considerar obesas, pero detectamos la sensualidad y la armonía de esos cuerpos femeninos. Por lo tanto, personas de distintas culturas y épocas tienen una idea similar de lo que constituye un rostro atractivo. Ya decía santo Tomás de Aquino que «los sentidos se deleitan con las cosas que tienen las proporciones correctas».

Pero la búsqueda constante de la belleza puede ser una fuente enorme de insatisfacción, y tanto los médicos como los pacientes debemos tener sentido estético, pero también sentido común, y saber decir no. La nueva era demanda retoques prudentes y envejecer con discreción, convirtiendo la dermatología cosmética en una ciencia y un arte.

MANEJO DEL ENVEJECIMIENTO DE LA PIEL (SMA)

Uno de los problemas que tienen los pacientes a la hora de decidirse a realizar una técnica de rejuvenecimiento es que hay tantas posibilidades que no saben cuál escoger. Esto nos pasa también a los médicos.

¿Cuáles son las claves para envejecer con elegancia y discreción? ¿Qué podemos hacer por nuestra cara y nuestro cuerpo en la rutina diaria? ¿Qué técnicas son las más adecuadas para atajar mis señales de envejecimiento?

Lo primero que tenemos que tener en cuenta es que lo mejor que podemos hacer para envejecer con elegancia y discreción es incorporar en nuestra vida tres hábitos básicos: llevar una dieta sana, cuidar de nuestra mente para mantenerla positiva y activa, y realizar de forma continuada algún tipo de ejercicio o actividad física. Esto sería el eje fundamental (ver esquema).

Desde el punto de vista dermatológico hay cinco señales externas del envejecimiento que debemos mitigar empleando los grupos de técnicas adecuados y la mejor combinación de ellas:

- En primer lugar están los tratamientos que mejoran la calidad de la piel, como los cosméticos, los tratamientos láser, el plasma rico en plaquetas, *peelings*, mesoterapia, radiofrecuencia, minihilos y por supuesto el uso de fotoprotectores.
- En segundo lugar está el tratamiento de las arrugas de expresión. En este sentido el tratamiento ideal es el bótox.
- El tercer bloque son los tratamientos para la eliminación de la grasa no deseada y aquí contamos con los novedosos Belkyra (Kybella) para eliminar la papada, Cellfina para eliminar la celulitis y *Coolsculpting* para eliminar grasa no deseada mediante frío.
- El cuarto grupo de tratamientos son los que compensan la pérdida de volumen en nuestra cara, producida por la pérdida de hueso o de compartimentos grasos. Esta pérdida se subsana mediante infiltraciones de ácido hialurónico o hidroxipatita cálcica.

- El último grupo de tratamientos son los que compensan la flacidez, y en este sentido tenemos dos grupos: el tratamiento de Ultherapy o tratamiento de ultrasonidos, y los hilos tensores.

La combinación prudente y con sentido común de todas estas técnicas adaptándose a las necesidades de cada paciente es lo que nos permite conseguir resultados naturales y ayudar a nuestros pacientes a envejecer con elegancia y discreción. El objetivo es conseguir resultados elegantes por lo que el mensaje debe ser «menos es más».

A continuación, voy a explicar cada uno de los cinco bloques por separado, empezando por las técnicas que mejoran la calidad de la piel y terminando por las técnicas que mejoran la flacidez sin cirugía.

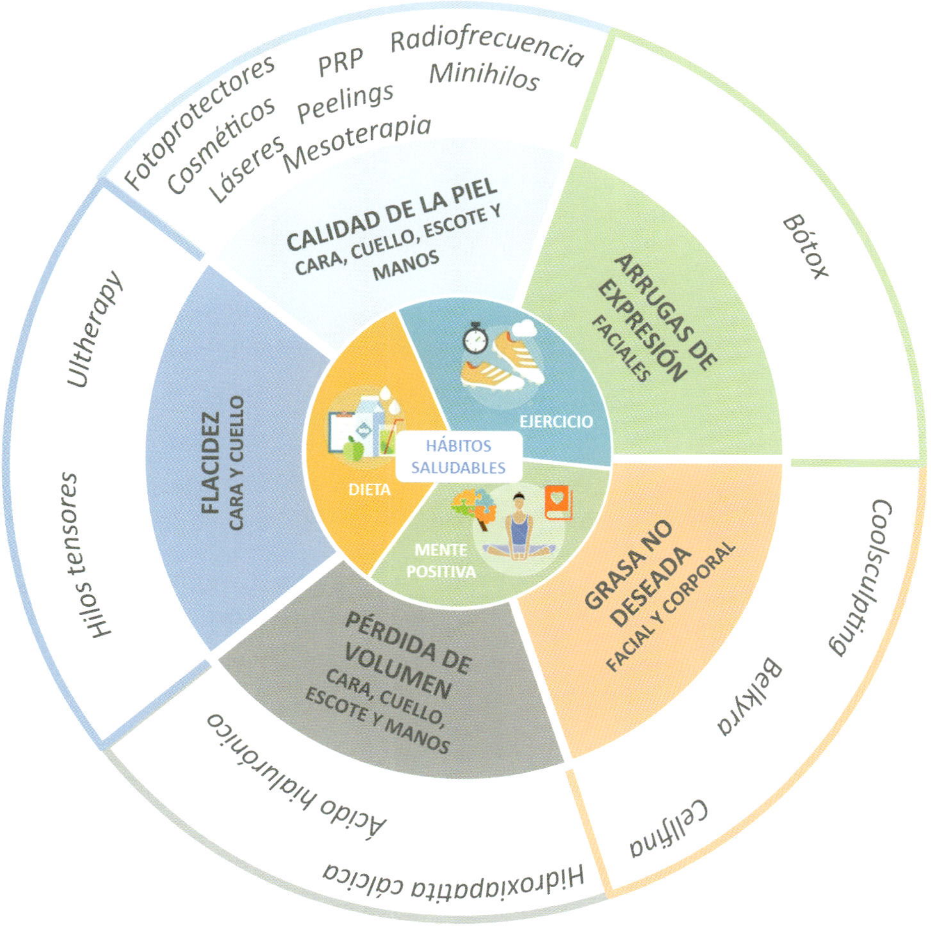

TRATAMIENTOS QUE MEJORAN LA CALIDAD DE LA PIEL

Para mejorar la calidad de la piel no hay ningún tratamiento que valga para todos los pacientes. Lo ideal es que el paciente sea valorado por un dermatólogo y se haga un diagnóstico de lo que queremos tratar.

En primer lugar es interesante aconsejar un protocolo cosmético personalizado. Como hemos dicho anteriormente, el mejor cosmético es una buena crema de protección solar. Su uso diario previene el fotoenvejecimiento, es decir, el envejecimiento debido a la exposición solar.

En segundo lugar, está nuestra fórmula antiedad, es decir, los cosmeceúticos. Son cremas que contienen sustancias activas que mejoran la calidad de la piel como es la vitamina C, derivados de la vitamina A como el retinol o el ácido retinoico, los alfahidroxiácidos como el ácido glicólico, etcétera. (Ver capítulo ¿Funcionan las cremas?)

Cuando en la piel hay manchas o venas lo mejor es la utilización de láseres de manchas, como el Láser Q-Switch, o láseres de venas, como el láser V-Beam o Neodimio Yag.

Para tratar un melasma o mancha hormonal lo ideal es combinar productos despigmentantes que contengan ácido retinoico e hidroquinona con láseres de baja energía. Esta técnica se denomina Clear Melasma.

Si lo que existe en la piel son irregularidades tipo arrugas o cicatrices, lo mejor es usar el láser CO_2 fraccionado, como el láser CO_2RE. Se llama fraccionado porque, a diferencia de los láseres antiguos, este láser no lima totalmente la piel sino que produce microperforaciones cutáneas que dejan microespacios entre las microheridas. Los islotes de piel sana permiten una cicatrización más rápida y una ausencia de efectos secundarios como manchas o cicatrices residuales. El láser CO_2 fraccionado es el ideal para mejorar arrugas del «código de barras», «patas de gallo» o cicatrices de acné.

Si tenemos una piel apagada y queremos revitalizarla tenemos dos opciones: la mesoterapia de ácido hialurónico y el plasma enriquecido en plaquetas o PRGF. La mesoterapia de ácido hialurónico, lo que vulgarmente se conoce como inyección de vitaminas, consiste en microinyecciones múltiples de esta sustancia en la zona de la cara que queremos regenerar. Se trata de una especie de hidratación profunda y el efecto resultante es una piel más luminosa. El PRGF consiste en extraer sangre al paciente, aislar los factores de crecimiento mediante un centrifugado de la misma e inyectarlo en la piel. Normalmente se realizan tres sesiones al año. Es la misma técnica que se utiliza en deportistas para regenerar articulaciones, y ahora también la utilizamos para mejorar la calidad del pelo en el cuero cabelludo.

Si lo que queremos es redensificar la piel porque ha perdido consistencia podemos usar los minihilos de PDO (polidioxanona). Los hilos se implantan en la dermis profunda mediante unas agujas muy finas para que induzcan la formación de colágeno. Los resultados estéticos de los nuevos minihilos de PDO son realmente interesantes.

La radiofrecuencia (Accent, Thermage, etcétera) se usa desde hace muchos años para dar más luminosidad a la piel y producir un sutil efecto tensado.

En resumen, para mejorar la calidad de la piel, el médico debe hacer un diagnóstico de las lesiones a tratar y en función de ese diagnóstico plantear el tratamiento adecuado de forma personalizada.

De forma esquemática describimos los tratamientos más adecuados para las alteraciones cutáneas más frecuentes:

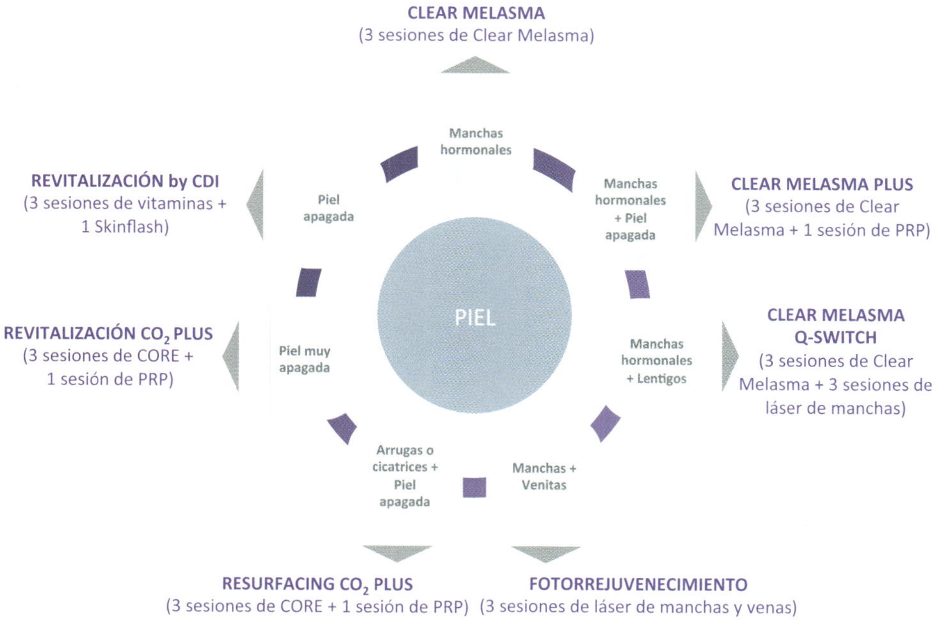

LOS PELIGROS DE LOS TATUAJES

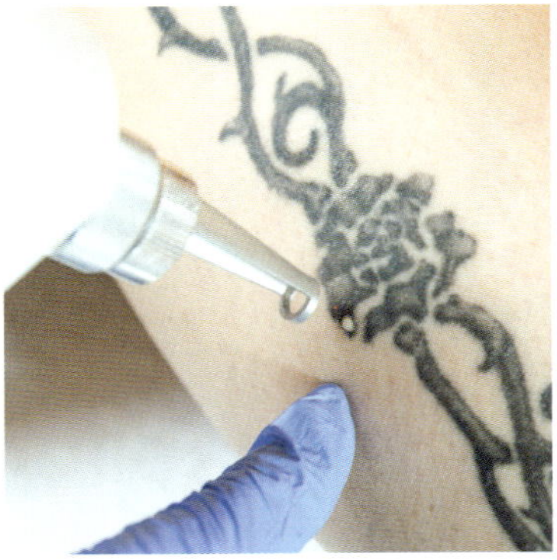

Una consulta frecuente que nos hacen a la hora de mejorar la calidad de la piel es cómo eliminar determinados tatuajes. Curiosamente más de la mitad de las personas que se realizan un tatuaje quieren quitárselo. De hecho, en la actualidad muchos centros que realizan tatuajes tienen láseres para eliminarlos, ya que cuentan con la posibilidad de que la persona tatuada quiera quitárselo en un futuro.

Con distintos láseres podemos mejorar determinados tatuajes, pero son tratamientos largos y caros. Los colores negro y azul oscuro se eliminan bien, pero otros colores son más difíciles de eliminar. Por ello dicen los americanos «*think before you ink*» (piensa antes de tatuarte).

Estas son las 4 razones por las que no me gustaría que mis hijos se hicieran un tatuaje:

1. **Siempre existe una absorción del pigmento** y en realidad no se sabe si esos pigmentos, que contienen sales metálicas y componentes azoe, tendrán algún efecto nocivo a largo plazo.
2. **Es imposible controlar los lunares en pacientes con tatuajes extensos**. Esto es un problema importante sobre todo en pacientes con antecedentes personales y familiares de cáncer de piel.
3. **Puede provocar quemaduras en caso de realizar una resonancia magnética nuclear** a una persona con muchos tatuajes.
4. **Con láser se pueden eliminar muchos tatuajes**. Pero no totalmente. En primer lugar se necesitan muchas sesiones, es caro, y el resultado nunca es perfecto.

BÓTOX: EL TRATAMIENTO ESTÉTICO MÁS REALIZADO EN EL MUNDO

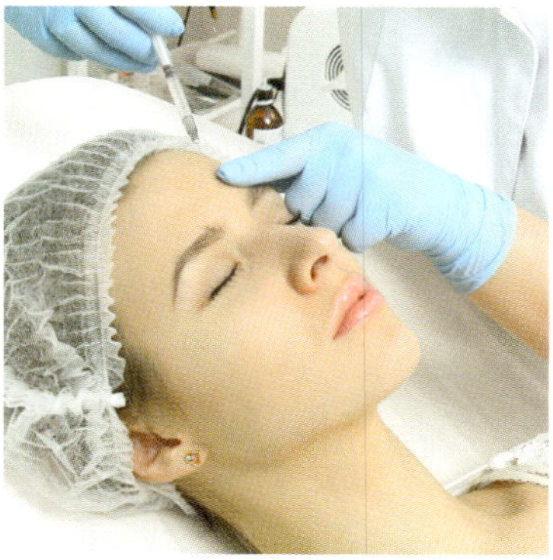

El bótox es la técnica estética que ha revolucionado los métodos de rejuvenecimiento sin cirugía. Se trata de la técnica estética más realizada en el mundo, y su uso sigue creciendo año tras año. Actualmente usamos este fármaco no solo para tratar arrugas de expresión sino también para tratar muchos problemas médicos en niños (estrabismo, contracciones musculares) y en adultos (hiperhidrosis, hipersalivación, enfermedades neurológicas y otras).

Pero ¿qué es el bótox? Todos hemos oído hablar del botulismo, una de las peores formas de envenenamiento que existen. Desde niños nos han enseñado que una lata de conservas «hinchada» puede ser peligrosa para la salud. La razón es que puede indicar que el alimento contiene toxina botulínica, que es la causante del botulismo. Esta toxina también es considerada un arma biológica.

La palabra botulismo tiene su origen en el latín y deriva de *botulus*, que significa «salchicha», y se refiere a la intoxicación por salchichas enlatadas en mal estado que contenían la bacteria *Clostridium botulinum*. Cuando esta bacteria en forma de espora se encuentra en un ambiente húmedo y sin oxígeno (una lata de conservas es el medio ideal) puede crecer y producir toxina botulínica.

Alguna personas asocian el botulismo con el bótox, lo que crea cierta intranquilidad, por lo que hay que dejar claro que el bótox solo contiene una minúscula parte de la sustancia que segrega la bacteria del botulismo. En la inyección no hay absolutamente ninguna bacteria, nada vivo, sino una mínima parte de la proteína que produce esa bacteria, la cual aplicamos a un músculo concreto que queremos relajar.

La toxina botulínica que usamos en nuestras consultas ha sido refinada y purificada previamente, y se aplica en dosis mínimas y solo en el músculo que queremos relajar. Estas cantidades son tan pequeñas que no existe ningún riesgo de posibles efectos adversos. Se dice que la dosis que usamos en estética se podría multiplicar por más de sesenta sin que existiera el mínimo efecto secundario. Esto sería impensable con fármacos como la aspirina o los antibióticos, por lo que la toxina botulínica es uno de los fármacos más seguros que existen. Además, no se conocen alergias a la misma.

DOSIS UTILIZADAS DE BÓTOX

CARA	CUELLO	HIPERHIDROSIS AXILAR O PALMAR
De 40 a 70 unidades	De 20 a 50 unidades	De 50 a 200 unidades por zona

DOSIS TÓXICA
3.000-3.500 unidades

Bótox es un nombre comercial de la toxina botulínica. En este libro, cuando hablemos de bótox queremos decir toxina botulínica. El bótox se utilizó por primera vez con fines médicos a finales de los años ochenta para el tratamiento de espasmos o tics de los párpados y para el estrabismo u ojos bizcos. Este último se produce porque uno de los seis pequeños músculos que mueven el ojo está más débil. El bótox se emplea para relajar el músculo opuesto, obteniendo como resultado que el ojo quede alineado.

A mí personalmente me parece la técnica más agradecida de las que disponemos los dermatólogos estéticos. Es segura, muy eficaz y con una buena técnica los resultados son muy naturales. No es idónea como técnica única, sino que en la mayoría de los casos hay que combinarla con otras para obtener resultados más armónicos. El motivo es que el bótox solo actúa mejorando las arrugas de expresión, es decir, el entrecejo, arrugas de la frente, patas de gallo, pero no actúa en otros tipos de arrugas. Por ello, para obtener resultados naturales suele ser necesario combinarlo de forma prudente con otras técnicas.

En los años ochenta, Jean Carruthers, oftalmóloga que trabaja en Vancouver (Canadá), comentó a su marido Alastair Carruthers, dermatólogo, que cuando utilizaba bótox para mejorar el estrabismo de sus pacientes las arrugas del entrecejo se suavizaban. A raíz de esta observación, realizó un estudio con el personal de la clínica y en ellos mismos utilizando bótox para minimizar arrugas de expresión del entrecejo.

Por este hallazgo, se considera al matrimonio Carruthers como los padres del descubrimiento más importante de las últimas décadas en dermatología estética: el empleo de toxina botulínica para rejuvenecer.

A partir de entonces, dermatólogos y cirujanos plásticos de todo el mundo comenzaron a utilizar la toxina botulínica para relajar los músculos que producían arrugas de expresión.

A continuación, enumero los llamados «mandamientos del bótox», una especie de decálogo que hemos desarrollado sobre los detalles de la técnica:

1. **El bótox mejora las arrugas de expresión.** Es el tratamiento ideal para mejorar las arrugas de expresión, como el entrecejo, las patas de gallo y las arrugas de la frente. Suavizamos expresiones para no mostrar la tensión acumulada. La pérdida de volumen, la calidad de la piel y la flacidez deben tratarse con otras técnicas dermatológicas.
2. **El bótox es seguro.** En más del 50% de los casos se usa para fines médicos como el tratamiento de migrañas, sudoración excesiva, tics, estrabismo, etcétera. Su uso seguro en niños hace que el tratamiento sea muy utilizado en la edad pediátrica para mejorar movimientos musculares anormales.
3. **Cuidado con la dosis.** Para conseguir resultados naturales y dejar expresión al paciente se deben usar dosis adecuadas de toxina. Los músculos deben relajarse, no paralizarse con dosis demasiado altas. Por otro lado, dosis excesivamente bajas pueden acortar la duración del efecto.
4. **El bótox previene arrugas.** Tiene un efecto preventivo sobre el envejecimiento al educar la musculatura facial.
5. **Cada paciente es distinto.** No todos los pacientes requieren la misma técnica de inyección. La distinta anatomía de cada paciente hace que para conseguir resultados naturales los sitios de inyección y la dosis deban ajustarse en cada caso. La técnica de inyección en hombres y mujeres es totalmente diferente. Por ejemplo, la forma de la ceja de la mujer, en «ala de gaviota» es totalmente diferente a la forma de la ceja masculina, que es recta y más próxima al párpado.
6. **Necesidad de repetir el tratamiento.** Recomendamos repetir el tratamiento cada 4-6 meses, y es conveniente anticiparse al fin del efecto.
7. **Abordaje facial global.** La cara debe tratarse de una forma global para conseguir resultados naturales. Por ello es conveniente tratar la cara completa, para relajar los músculos depresores de la expresión facial.
8. **El bótox puede hacernos sentir mejor.** Inyectado de forma adecuada reduce los gestos de preocupación y tristeza. Se ha demostrado

que este efecto sobre nuestra expresión facial mejora nuestro estado de ánimo. Es decir, que nos sentimos mejor porque nos vemos mejor.

9. **Los malos resultados se deben a una mala técnica.** El bótox es como un bisturí: se pueden conseguir resultados buenos o malos en función de la técnica. Cuando los resultados son grotescos, la causa es una mala utilización de la toxina.

10. **Menos es más.** Los resultados discretos del bótox son los más elegantes. Si alguien te pregunta: ¿qué te has hecho?, cambia de médico. El objetivo es que todo el mundo te note mejor cara sin saber que te has puesto la toxina.

CLAVES DEL BÓTOX

MAL BÓTOX	BUEN BÓTOX
• Cuando el paciente sonríe no aparecen patas de gallo.	• La expresión se conserva, existiendo arrugas en patas de gallo, pero como existían 10 años antes.
• Las cejas tienen forma «diabólica», con la consiguiente «cara de mala o malo» o cara de «sorpresa».	• Hay armonía entre la mitad superior de la cara y la mitad inferior de la cara.
• Hay una descompensación entre la mitad superior de la cara, que no se arruga, con la mitad inferior de la cara, que está más arrugada.	• Las cejas tienen forma de «alas de gaviota» en el caso de las mujeres y son más lineales en el caso de los hombres.
• Las comisuras de la boca están demasiado elevadas al sonreír (cara de Joker)	• La frente tiene arrugas al elevar las cejas.
• En la parte superior de la nariz aparecen dos arrugas lineales (*bunny lines*)	• Puedes expresar tus emociones con naturalidad.
• La gente se pregunta qué te has hecho.	• La gente te dice que si has estado de vacaciones ya que se te ve la expresión más relajada.

ELIMINAR GRASA MEDIANTE EL FRÍO *(COOLSCULPTING)*

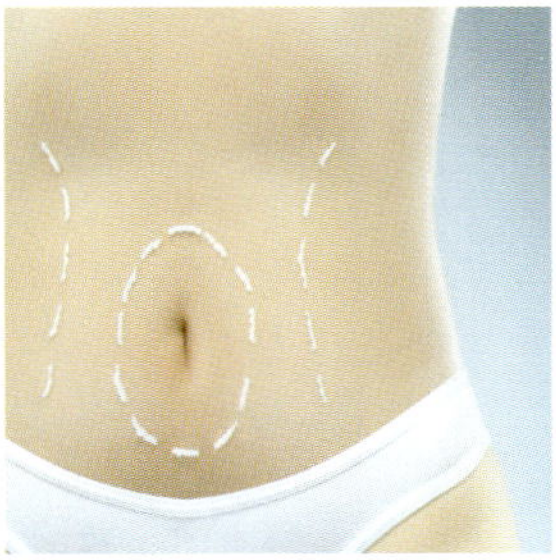

Aunque hay muchos tratamientos que prometen eliminar grasa sin cirugía (radiofrecuencia, ultrasonidos, láseres), solo hay dos técnicas que realmente tienen un respaldo científico basado en numerosos estudios publicados en revistas de prestigio: el frío (*coolsculpting*) y el ácido deoxicólico (Belkyra, Aqualix).

Dos doctores realmente innovadores del Massachusetts General Hospital, el doctor Rox Anderson (que fue el que inventó el láser de depilación) y el doctor Dieter Manstein, han desarrollado un sistema que produce una succión de la zona de la que quieres eliminar la grasa, la enfría a una temperatura que elimina los adipocitos pero no daña el resto de las células y permite al paciente incorporarse a su vida normal de inmediato.

Las células grasas tienen una mayor sensibilidad al frío. Estos científicos de Harvard han diseñado un dispositivo que consigue mantener una temperatura que destruye los adipocitos (células grasas) de la piel sin que se dañe el resto de las células. Con técnicas de vacío y succión se logra aislar la grasa localizada y se baja la temperatura de la zona durante 35 minutos. De esta forma, sin anestesia ni cirugía, se logra eliminar el 20% de la grasa enfriada. En la actualidad, los nuevos protocolos permiten tratar varias zonas simultáneamente y ser más eficaces en los resultados.

El tratamiento es sencillo, no necesita anestesia y con los nuevos aplicadores la sesión dura 35 minutos. El paciente puede reincorporarse a su vida cotidiana inmediatamente después del tratamiento. Con cada sesión se elimina alrededor del 20% de la grasa enfriada y los efectos duran como mínimo nueve años. No hay un número límite de sesiones. Al eliminar el adipocito mediante el frío, aunque se vuelva a engordar, la grasa localizada no reaparece en la zona con la misma intensidad. Las zonas más demandadas son el abdomen, los flancos (*love handlers*), los muslos, las cartucheras, el mentón y las rodillas.

El mayor problema en nuestro país en relación a esta técnica es la aparición de múltiples sistemas de criolipólisis de eficacia y seguridad no contrastadas que han desvirtuado el nombre de la técnica. El otro problema es que el *coolsculpting* es una técnica cara, ya que entre otras cosas tiene muchos consumibles. Pero los resultados son buenos y predecibles, y el índice de satisfacción de los pacientes es muy alto. Y la técnica es muy segura.

MICROINFILTRACIONES PARA ELIMINAR LA PAPADA (BELKYRA)

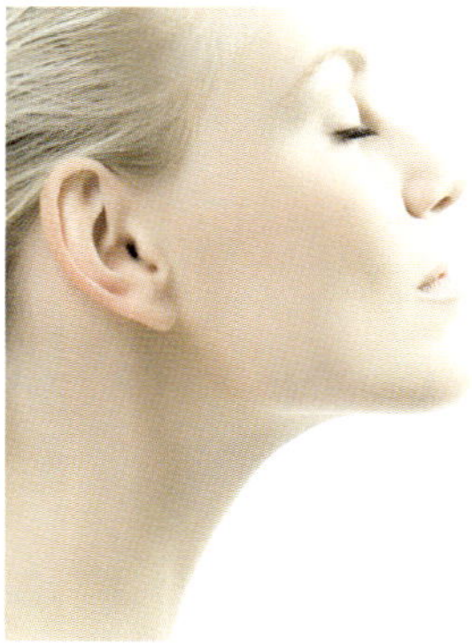

La segunda gran novedad en relación a la eliminación de grasa sin cirugía se llama en España Belkyra (en EE. UU. se llama Kybella) y consiste en un producto, el ácido deoxicólico, que disuelve la grasa mediante microinyecciones. Acaba de salir al mercado en España y lleva casi dos años en EE. UU.

La zona submentoniana (llamada vulgarmente papada) suele ser un lugar ideal para que se acumule grasa produciéndose el llamado efecto de doble mentón. Hasta ahora la única manera efectiva de eliminarla era mediante liposucción quirúrgica.

El tratamiento con Belkyra consiste en marcar la zona a tratar y realizar microinyecciones en la grasa que queremos eliminar. El tratamiento es ligeramente doloroso por lo que se recomienda usar anestesia local, frío y antiinflamatorios orales. Después del tratamiento suele haber dolor, hematoma e inflamación en la zona tratada.

La complicación más temida de este tratamiento, y que siempre hay que evitar, es la afectación del nervio marginal mandibular —una rama del nervio facial— que se puede dañar si el tratamiento no se realiza con la técnica adecuada, dejando una parálisis en un lado de la boca que puede durar meses. Por ello los puntos de inyección deben estar bien establecidos.

Creo que esta técnica va a ser un arma terapéutica más que vamos a tener los médicos para de una forma no quirúrgica poder ayudar a nuestros pacientes a verse y sentirse mejor. Compañeros míos dermatólogos lo utilizan en EE. UU. desde hace más de dos años para determinadas zonas, en combinación con *coolsculpting*, para lograr mejores resultados. Hay que tener en cuenta que los resultados no son milagrosos y que el producto no está exento de efectos secundarios, por lo que la formación de los médicos inyectores debe ser muy completa. Seguro que en un futuro próximo se podrá utilizar también en otras localizaciones de la cara o el cuerpo para eliminar depósitos de grasa no deseados.

CELLFINA: POR PRIMERA VEZ ALGO EFICAZ CONTRA LA CELULITIS

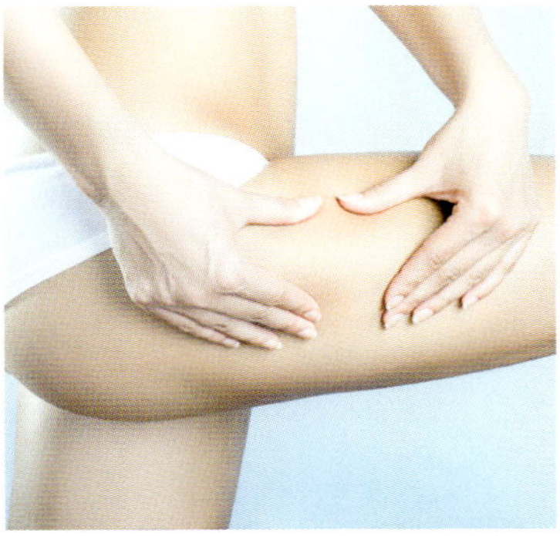

Casi el 85% de nuestras pacientes padecen celulitis. Cuando nos preguntan qué pueden hacer para mejorar, nosotros siempre les decimos que deporte y dieta. Hasta ahora no habíamos encontrado ningún sistema realmente eficaz para mejorar esta alteración estética.

Como sabéis, la celulitis se produce por la aparición de cordones o septos fibrosos debajo de la piel que tiran de la superficie cutánea haciendo que el aspecto de la piel esté lleno de pequeñas ondulaciones, la llamada piel de naranja. Podéis encontrar amplia información sobre la celulitis en la página web de la Clínica Mayo.

Hay muchos tratamientos contra la celulitis: múltiples cremas, masajes, radiofrecuencias, ultrasonidos, mesoterapia, liposucción... Y todos ellos tienen un elemento en común: su falta de eficacia.

En el último congreso de la Academia Americana de Dermatología presentaron estudios con un sistema denominado Cellfina. En el momento de escribir el libro acabamos de incorporar la técnica a la consulta, pero me comentan dermatólogos americanos que lo están usando desde hace dos años, que los resultados son muy interesantes y que los efectos de mejoría sobre la celulitis se mantienen como mínimo durante tres años. No elimina totalmente la celulitis, pero proporciona una mejoría muy considerable de la misma.

La técnica Cellfina se realiza con anestesia local y dura alrededor de 45 minutos. Se inyectan unas microagujas que desbridan los tractos fibrosos de la celulitis. El posoperatorio es cómodo y el paciente puede incorporarse a su vida habitual inmediatamente.

Por primera vez parece que contamos con una técnica no invasiva que mejora la celulitis.

CUÁL ES EL MEJOR RELLENO PARA REJUVENECER LA CARA

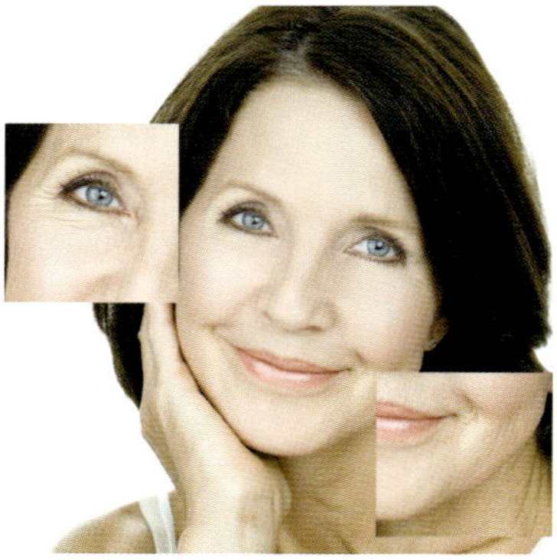

En los años 80, con el auge de la cirugía estética, la tendencia era estirarse a través de *lifting* quirúrgicos. Los pacientes no tenían arrugas pero las caras no eran naturales. La cirugía era visible en los pacientes operados y era típica la llamada «cara de velocidad».

A finales de los años 90 apareció el boom de los rellenos y el concepto de voluminización. Había que compensar a toda costa la pérdida de volumen que se producía en la cara debido a los cambios en la grasa y huesos faciales, y la gente empezó a hincharse de forma excesiva. Algunos rellenos afortunadamente eran temporales, pero otros eran permanentes, con lo que se produjeron muchos desastres permanentes. Y en mi opinión, incluso muchos rellenos temporales acaban envejeciendo mal si son inyectados en exceso.

El futuro es la discreción en los resultados y el objetivo es mejorar la calidad de la piel y revitalizarla. Una piel lisa, sin manchas, sin venitas, sin cicatrices, es un signo de salud. Cuando un paciente viene a nuestra consulta para prevenir el envejecimiento facial siempre damos prioridad a mejorar su calidad de la piel y revitalizarla a través de un plan cosmético, unido a técnicas que eliminan estas imperfecciones cutáneas e inducen la formación del colágeno del propio paciente. El uso de rellenos es un complemento más para conseguir un resultado más harmónico, pero no debe ser el protagonista.

Los rellenos tienen mala fama porque, como he dicho anteriormente, impresionan los resultados grotescos y excesivos que vemos continuamente en determinadas personas. Pero usados con prudencia y con la técnica adecuada proporcionan resultados discretos y elegantes.

En mi opinión, la culpa de la mala prensa de los rellenos la tienen los tratamientos demasiado agresivos, que se han realizado usando dosis excesivamente altas de estos productos y dejando como consecuencia caras de aspecto grotesco que, curiosamente, con los años se van pareciendo entre sí.

¿Cómo debemos usar los rellenos? Lo primero que debemos hacer es diagnosticar la zona a tratar. Si observamos la piel de un niño, todo es luz; su piel es convexa. Sin embargo, con los años empiezan a hundirse determinadas zonas alrededor de los ojos o de la boca, apareciendo sombras que nos dan aspecto de cansancio. Estas sombras se deben a los cambios que existen en la grasa y en los huesos de la cara, cambios que pueden compensarse con el uso prudente de rellenos.

El relleno ideal para pacientes jóvenes, entre 30 y 50 años es el ácido hialurónico. Es temporal, se encuentra en nuestro organismo y los resultados son naturales.

Cuando lo que queremos no es rellenar sino tensar, tenemos que usar los llamados inductores de colágeno, como la hidroxiapatita cálcica (Radiesse) o el ácido poliláctico (Sculpra). Yo solo uso ácido hialurónico e hidroxiapatita cálcica.

En pacientes jóvenes me gusta más el hialurónico. No todos los ácidos hialurónicos son iguales. En el mercado hay más de 50 tipos diferentes. Es fundamental usar los de las marcas que tienen estudios de eficacia y seguridad. Las reacciones a los hialurónicos no se producen por el ácido en sí, sino por las proteínas que acompañan al ácido hialurónico para estabilizarlo.

El ácido hialurónico tiene una ventaja muy interesante: tiene un antídoto. Existe una sustancia, la hialuronidasa, que si la inyectas en una zona donde se ha implantado ácido hialurónico, lo elimina inmediatamente. Esto es muy interesante cuando se ha inyectado mucho volumen de ácido hialurónico para poder eliminarlo de forma rápida y segura.

En mi opinión, el uso de rellenos temporales debe ser manejado con mucha prudencia, ya que aunque sean temporales, algo de relleno permanece a lo largo de los años. Una piel que ha sido demasiado infiltrada no envejece igual. Se convierte en una piel más fibrosa, menos elástica. Por ello el mensaje es que los rellenos que se usen deben ser temporales y en muy poca cantidad.

Por otro lado es importante tener en cuenta el llamado triángulo de la juventud. La cara de las personas jóvenes tiene forma de triángulo con la base hacia arriba. Con la edad el triángulo se va invirtiendo y la base se localiza en la parte inferior de la cara; es decir, la cara se nos hace más ancha y menos ovalada. Estos cambios hay que tenerlos en cuenta porque si inyectamos rellenos en el tercio inferior de la cara ¡estamos invirtiendo todavía más el triángulo de la juventud! Esta es una de las razones por las que se ven esas caras anchas y desproporcionadas en personas que se inyectan demasiados rellenos.

En resumen, los rellenos son una gran herramienta antiedad, pero solo si se usan con prudencia, con un gran conocimiento de la anatomía de la cara por parte del médico inyector y en combinación con otras técnicas complementarias.

DECÁLOGO DE LAS INFILTRACIONES NATURALES

1. **Primero cuida tu piel.** No tiene sentido tratar arrugas de expresión o falta de volumen si tienes una piel con manchas, venas, cicatrices o irregularidades.
2. Para conseguir resultados naturales la cara debe ser **tratada de una forma global,** tratando simultáneamente varias zonas.
3. La principal función del relleno debe ser **«revitalizar»** más que «voluminizar».
4. Los rellenos deben **tratar el tercio superior y medio de la cara**, nunca el inferior.
5. En **el tercio inferior de la cara usa inductores de colágeno para tensar**, principalmente hilos tensores y ultrasonidos.
6. Usa **técnicas y rellenos temporales**. Así la técnica se puede ajustar a tu grado de envejecimiento.
7. **Usa rellenos naturales que estén en tu organismo** como el ácido hialurónico y la hidroxiapatita cálcica.
8. **Combina tratamientos**: los mejores resultados se obtienen combinando bótox, rellenos e inductores de colágeno.
9. Los resultados sutiles son los más elegantes. **Menos es más.**
10. **La gente debe decirte que tienes buena** cara pero no deben preguntarte qué te has hecho.

ULTRASONIDOS ULTHERAPY: EL «*LIFTING* A PLAZOS»

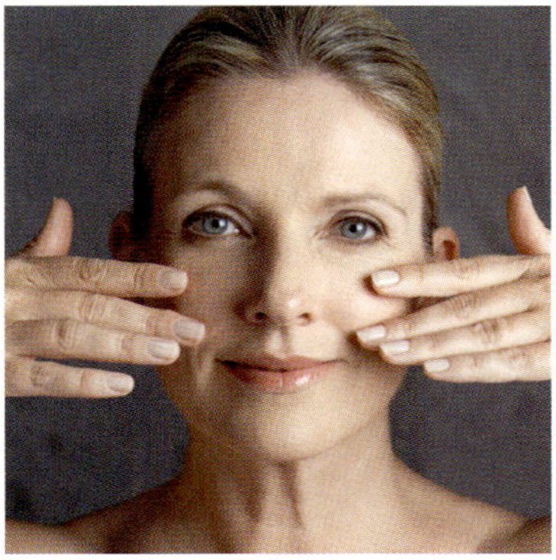

¿Cómo podemos mejorar la flacidez sin cirugía? Hay dos técnicas que son muy interesantes para «tensar» sin cirugía y sin dar volumen: los ultrasonidos Ultherapy y los hilos tensores.

Ultherapy es un dispositivo que utiliza los ultrasonidos focalizados para actuar por debajo de la piel a nivel fibromuscular y producir un efecto tensado sin cirugía. Los cirujanos plásticos americanos lo llaman el «*lifting* a plazos». Quería transmitiros la información más importante sobre esta técnica:

- Los resultados de Ultherapy son sutiles, discretos y naturales.
- Ultherapy es una técnica muy segura. Algún paciente (menos del 2%) ha presentado algún hematoma, hormigueo o debilidad muscular temporal, que se ha normalizado en pocos días o semanas.
- El paciente se puede reincorporar a su vida habitual inmediatamente después del tratamiento con Ultherapy.
- Ultherapy se puede realizar en verano, ya que no afecta a las capas superficiales de la piel, sino que actúa a nivel profundo. De hecho, es la técnica no invasiva que actúa más profundamente, mucho más que la radiofrecuencia. En EE.UU., los dermatólogos dicen que cuando en verano se apagan los láseres se enciende Ultherapy.
- La técnica requiere control del dolor. Por ello ahora usamos analgésicos orales y sistemas de frío que hacen Ultherapy tolerable sin anestesia.
- Los resultados con Ultherapy no son espectaculares. Lo planteamos como una técnica para prevenir la flacidez. Los resultados sí son buenos después de varias sesiones. Normalmente se aconseja una sesión anual, o incluso cada seis meses.

- Lo ideal es combinar esta técnica con otros métodos no invasivos para conseguir resultados óptimos. Estamos obteniendo resultados interesantes combinando la técnica con hilos tensores, aunque también se puede combinar con radiofrecuencia, bótox y plasma rico en plaquetas.
- Las zonas más demandadas son la línea mandibular, el cuello y los párpados, aunque la mayoría de los pacientes se hacen la cara entera.
- Los resultados de Ultherapy se pueden ver al mes y duran entre un año y un año y medio.
- Se consiguen resultados muy interesantes usando Ultherapy en las bolsas de los párpados inferiores, cuando se llenan de líquido. Algunos pacientes retienen líquido y este se acumula en los párpados inferiores. Usando Ultherapy en esta zona, en tres sesiones conseguimos sellar el espacio palpebral, impidiendo que el líquido se acumule en esta localización.

En resumen, Ultherapy es un tratamiento seguro y eficaz, muy realizado en EE.UU., que mejora la flacidez sin cirugía de forma no agresiva. ¿Cuál es el problema? Que los resultados no son fantásticos. No es comparable a un *lifting* quirúrgico. Siempre decimos a nuestros pacientes que al igual que los resultados de un tratamiento con bótox podríamos calificarlos de 9 sobre 10, en el caso de Ultherapy la calificación sería de 3 sobre 10. La cuestión es que actualmente no hay ninguna técnica superior para mejorar la flacidez sin cirugía

LO QUE TIENES QUE SABER SOBRE LOS HILOS TENSORES

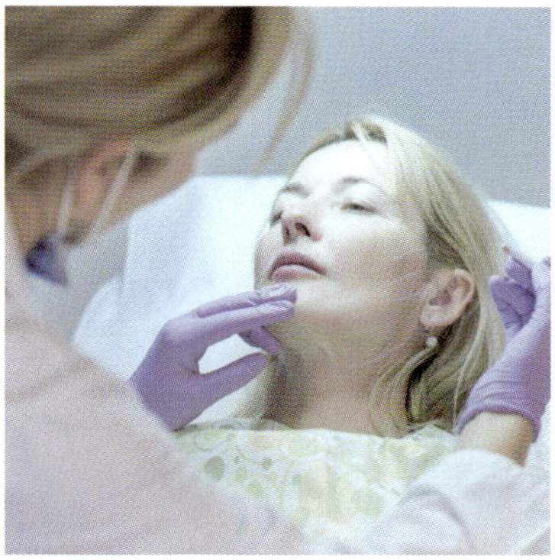

Desde hace muchos años hemos oído hablar de los llamados hilos de oro que tan mala prensa tienen debido a sus complicaciones y resultados no naturales. Sin embargo, en los últimos años, el desarrollo de nuevos productos más naturales, más efectivos y sin efectos secundarios ha hecho que exista un resurgir de los llamados hilos tensores. Personalmente me parece que los nuevos hilos tensores son un arma muy interesante para incorporar a nuestra batería de técnicas para envejecer con elegancia. Tienen 3 ventajas muy interesantes:

- son muy fáciles y cómodos de inyectar. No necesitan anestesia y el paciente se reincorpora inmediatamente a su vida habitual;
- no dan volumen. Cuando queremos tensar el tercio inferior de la cara y la línea mandibular, en la mayoría de los casos no queremos dar volumen a la zona, por lo que los hilos se convierten en una técnica muy interesante;
- producen un efecto «tensado» reposicionando los tejidos.

Hay muchos tipos de hilos tensores: los minihilos, los hilos barbados, los hilos con conos, etcétera. Básicamente hay dos grupos:

- los minihilos monofilamento, más sencillos, que sirven más para redensificar la piel.
- los hilos que se anclan en la piel (barbados, con conos, etc.) producen más efecto tensado.

Por lo tanto, si lo que queremos es redensificar la piel porque ha perdido consistencia podemos usar los minihilos monofilamento de PDO (polidioxanona). Estos hilos se implantan en la dermis profunda mediante unas agujas muy finas. Dichos hilos inducen la formación de colágeno. La técnica se realiza en 15 minutos y es indolora. El efecto revitalizador dura entre tres y nueve meses. Puede haber hematomas después de la técnica. Las zonas que se tratan con mayor frecuencia son la línea mandibular, las mejillas para mejorar el surco nasogeniano, el cuello y el escote. También se pueden tratar las cejas e incluso zonas corporales como los brazos, piernas o glúteos, pero los resultados no son tan agradecidos.

Si lo que queremos es tensar la zona que se ha caído y reposicionar los tejidos podemos usar los hilos con conos o los hilos barbados, ambos hilos al anclarse a la piel producen un efecto de tracción además del efecto inductor de colágeno. Estos hilos pueden ser de PDO o de ácido poliláctico. Se introducen con una aguja fina por debajo de la dermis y se fijan en el tejido. La técnica se realiza en 15 minutos. El efecto tensor dura en torno a un año. Las zonas habitualmente más tratadas son la línea mandibular y el cuello, aunque también se pueden tratar las mejillas y las cejas.

Los hilos tensores junto con Ultherapy son una alternativa no quirúrgica muy interesante al *lifting* quirúrgico, ya que se produce efecto tensado sin producir efecto relleno. En la clínica combinamos ambas técnicas, incluso en la misma sesión, para conseguir mejores resultados contra la flacidez. La gran ventaja de la técnica es su mínima invasividad, pero hay que reconocer que el *lifting* quirúrgico consigue resultados más espectaculares.

¿A QUÉ EDAD DEBO EMPEZAR A TRATARME?

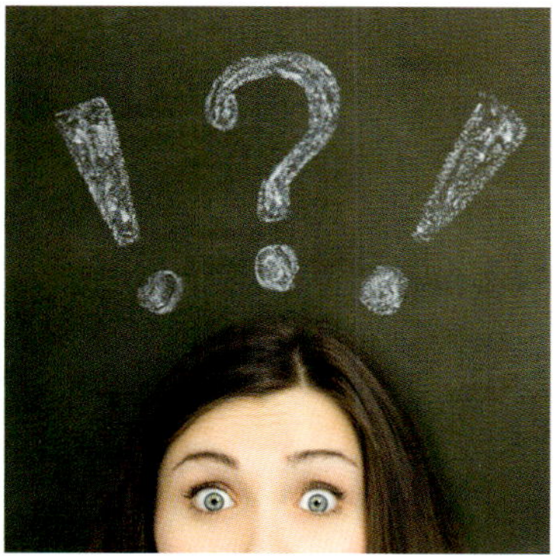

Está demostrado el carácter preventivo que tienen muchas técnicas que utilizamos en dermatología estética. Existen ejemplos en la literatura científica de hermanas gemelas, donde una de ellas se inyecta bótox en las arrugas de expresión y la otra no, y el resultado en pocos años es sorprendente: la gemela que no se trata tiene arrugas de expresión en reposo en el entrecejo y en la frente y la gemela que se trata no. Por ello, a veces la pregunta no debe ser cuándo es demasiado pronto sino cuándo es demasiado tarde.

Es cierto que muchos de los tratamientos médicos/estéticos que realizamos los dermatólogos tienen un efecto preventivo: el bótox (toxina botulínica) previene las arrugas de expresión y educa la musculatura facial, el Radiesse o el ácido hialurónico inducen la formación de colágeno, los láseres fraccionados liman la piel mejorando manchas e imperfecciones, los ultrasonidos (Ultherapy) o los nuevos hilos tensores generan de forma profunda la creación de nuevo colágeno produciendo un efecto tensado y previniendo la flacidez, la terapia fotodinámica previene el cáncer de piel, etcétera.

Sin embargo, creo que empezar demasiado pronto a usar técnicas estéticas puede ser contraproducente. Con frecuencia vienen a nuestra consulta pacientes muy jóvenes que quieren realizarse tratamientos estéticos y les decimos que no. La razón es que comenzar demasiado pronto en muchas ocasiones aboca a una dinámica de no poder tolerar ningún defecto físico, lo cual crea angustia y ansiedad por los cambios naturales que se producen en el envejecimiento facial o corporal; además, genera pérdida de objetividad en los pacientes. Comenzar demasiado pronto provoca una sociedad plastificada con terror a los cambios del envejecimiento. El extremo de esta actitud es la dismorfofobia, que consiste en una preocupación patológica por determinados defectos físicos que produce una gran ansiedad y sufrimiento en los pacientes que la padecen.

Por ello, el mensaje es que los pacientes, y los médicos, debemos tener sentido común. No se debe renunciar a los avances científicos en el campo del rejuvenecimiento facial no agresivo que aporta la dermatología moderna, pero sabiendo que la batalla contra el envejecimiento la tenemos perdida desde el nacimiento y que debemos vivir con imperfecciones. Como siempre decimos, los resultados discretos son los más elegantes. Y no hay que tener prisa en empezar a tratarse. En el capítulo «Las edades de la piel» hago una serie de recomendaciones de tratamientos en función de la edad y del sexo, que espero os sean útiles.

¿POR QUÉ UTILIZAMOS RELLENOS TEMPORALES?

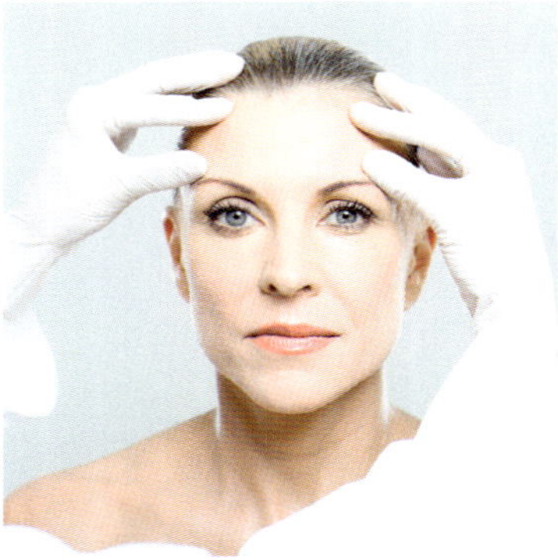

En ocasiones, nuestros pacientes nos preguntan por qué no utilizamos rellenos permanentes para así evitar tener que acudir periódicamente a la consulta. Sin embargo, nos gusta usar técnicas como el ácido hialurónico, que dura de seis a diez meses; el bótox, que dura de tres a seis meses, la hidroxiapatita cálcica, que dura un año; los hilos tensores, que duran nueve meses, o Ultherapy, que dura entre un año y año y medio. Las razones son varias.

En primer lugar, el envejecimiento es un proceso dinámico, y lo que hoy puede quedar fenomenal, quizá dentro de cuatro años, con los cambios que se producen en la cara, no queda bien. Por ello, el uso de técnicas temporales nos permite ajustar el tratamiento a la situación estética del paciente.

En segundo lugar está la seguridad: las técnicas permanentes pueden generar complicaciones permanentes. Las técnicas temporales, en el peor de los casos, solo podrían producir complicaciones temporales.

En tercer lugar está el resultado natural de la expresión: con técnicas temporales es más fácil conseguir un resultado natural. Con técnicas permanentes, el resultado final es más impredecible.

Y por último, la tranquilidad que tiene el paciente de que si no le gusta el resultado, su efecto va a desaparecer en un breve periodo de tiempo.

Por ello, en nuestra consulta recomendamos a nuestros pacientes que por seguridad, naturalidad y tranquilidad utilicen siempre técnicas reabsorbibles.

A QUÉ SE DEBEN LAS CARAS ARTIFICIALES

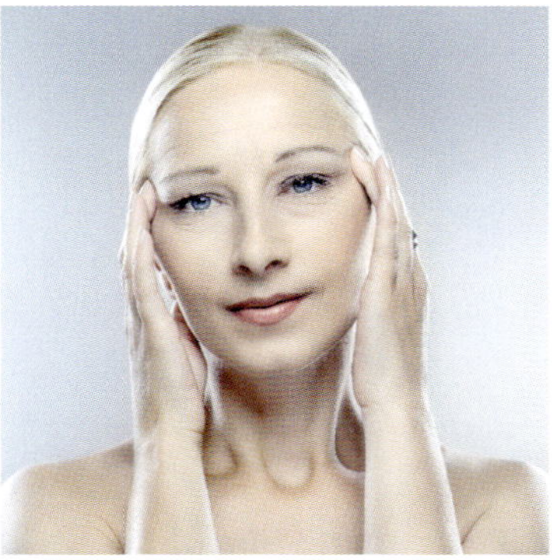

Los resultados no naturales son la causa principal por la que muchos pacientes no se deciden a realizar técnicas de rejuvenecimiento. Los responsables de estos resultados artificiales son tres: los médicos, los medios de información y los propios pacientes.

Los principales responsables de los resultados no naturales solemos ser los médicos. Debemos saber decir que no a determinados pacientes. Debemos saber parar. Por otro lado es imprescindible tener un conocimiento muy preciso de la anatomía facial para conseguir resultados naturales con las distintas técnicas. También es imprescindible la prudencia a la hora de lanzarnos a probar nuevos rellenos, toxinas botulínicas o láseres. Debemos basarnos en el rigor científico de los ensayos clínicos bien realizados. Siempre me gusta repetir que en medicina debemos leer lo último y usar lo penúltimo.

También los medios de comunicación tienen su parte de culpa. A los medios siempre les gusta escribir sobre las novedades, sobre algo nuevo, pero la medicina no puede ofrecer un titular todos los meses. De hecho, hoy, la base y el futuro próximo del rejuvenecimiento facial se basa en el uso de la toxina botulínica, que lleva más de 25 años en el mercado, el ácido hialurónico, que llevamos utilizándolo más de 20 años, y los láseres y ultrasonidos, que llevan más de 20 años en el mercado.

Y por último, los pacientes deben saber envejecer. No aceptar este proceso de envejecimiento puede ser fuente de mucho estrés e infelicidad en ocasiones. Por ello debemos aprender a considerar el envejecimiento como algo verdaderamente natural.

Estos tres factores hacen que en ocasiones se utilicen rellenos permanentes o semipermanentes que envejecen mal o se desplazan, como hemos comentado en el apartado anterior, produciendo en ocasiones rechazo (granuloma) por lo que queda inflamada la zona inyectada de por vida. Las zonas más frecuentes donde se aprecia este problema son los labios y los pómulos.

ODIO LAS AGUJAS: ¿PUEDO MEJORAR MI PIEL SIN PINCHARME?

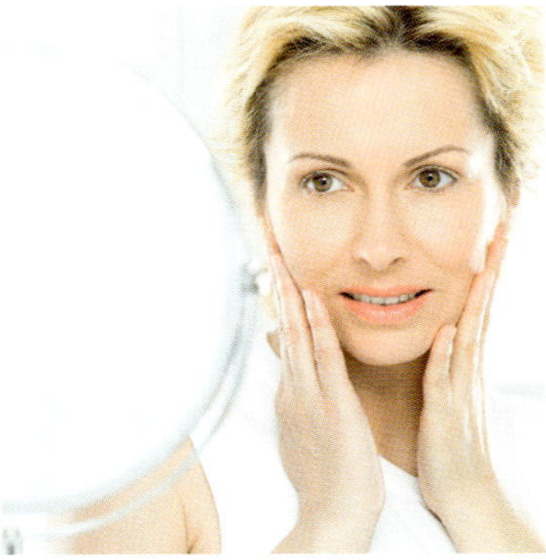

Las técnicas para mejorar la calidad de la piel pueden dividirse entre inyectables y no inyectables. Con frecuencia encontramos pacientes que no quieren ser infiltradas, es decir, que no quieren someterse a tratamientos inyectables como la toxina, los rellenos o los hilos.

En la actualidad, la tecnología (láseres, radiofrecuencia, ultrasonidos, etcétera) sigue teniendo un papel importante a la hora de mejorar la calidad de la piel de nuestros pacientes. La tendencia es utilizar técnicas seguras, eficaces y que permitan una rápida recuperación del paciente.

En ocasiones es difícil saber cuál es la mejor técnica para cada caso. A continuación describo alternativas no inyectables en función de lo que se quiera mejorar :

- Refrescar la piel: láseres, radiofrecuencia y *peelings* superficiales.
- Melasma o mancha hormonal: Clear Melasma (combina láser superficial con productos despigmentantes).
- Lentigos o manchas de sol: láser Q-Switch o luz pulsada médica.
- Venitas: láser Vbeam o luz pulsada médica.
- Mejorar la calidad de la piel para un evento: radiofrecuencia.
- Eliminar arrugas (por ejemplo, código de barras) o cicatrices de acné: láser CO_2 fraccionado.
- Flacidez de cara o cuello: Ultherapy.
- Grasa localizada: *coolsculpting*.
- Iluminar la piel: usar los cosméticos adecuados recomendados por tu dermatólogo.

«Para ser irreemplazable, uno debe buscar siempre ser diferente.»

Coco Chanel

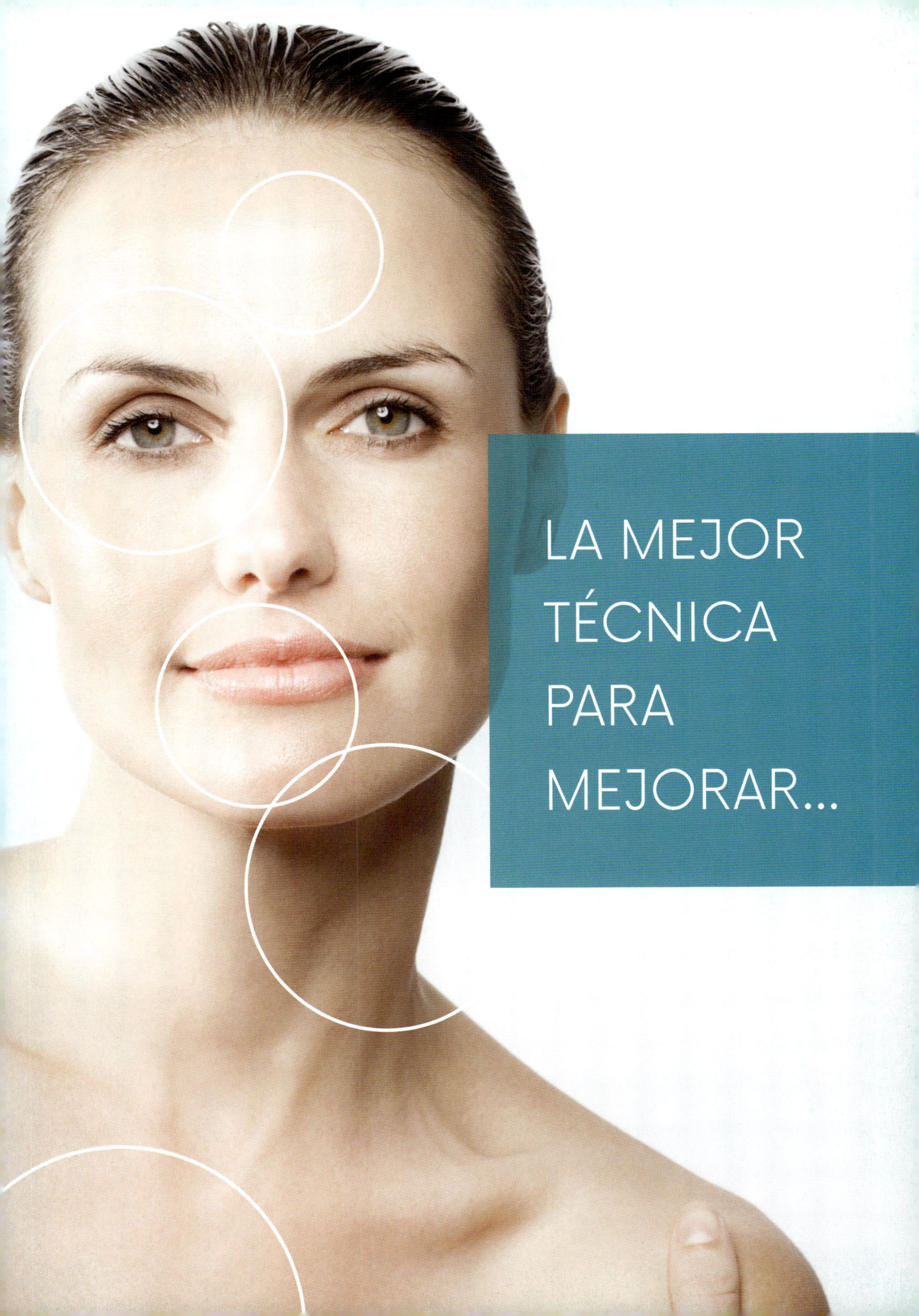
LA MEJOR
TÉCNICA
PARA
MEJORAR...

La mejor técnica para mejorar LA MIRADA

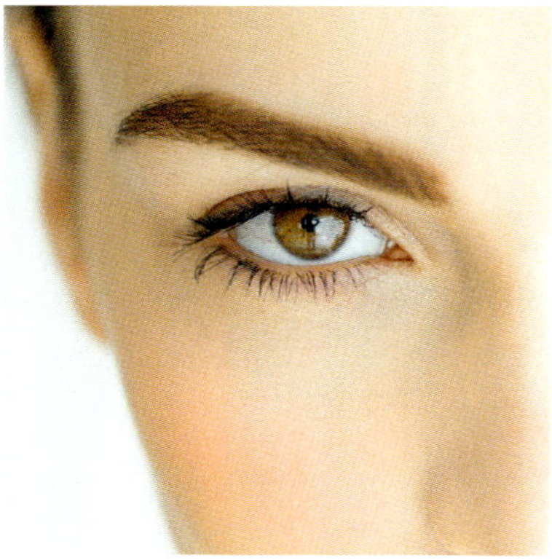

La mirada dice mucho de nosotros. Se ha demostrado que cuando alguien nos sonríe y nos mira a los ojos, nuestra percepción de belleza hacia esa persona aumenta. Pero la frescura de la mirada la vamos perdiendo a medida que envejecemos. ¿Cómo podemos recuperarla? O mejor, ¿cómo podemos prevenir el envejecimiento de nuestra mirada?

Lo primero que hay que hacer es un diagnóstico de lo que presenta el paciente para poder usar la técnica más adecuada:

- Si el paciente tiene las colas de las cejas caídas, si la mirada se va haciendo más triste, si el ojo se va cerrando, el bótox es una gran opción. El bótox relaja el músculo que produce las patas de gallo, que se llama músculo orbicular de los ojos. Pero este músculo es el que tira de la cola de las cejas hacia abajo a modo de acordeón. Por ello, al relajar este músculo con bótox se consigue abrir la mirada y elevar la parte lateral de las cejas, ampliando de forma natural la mirada. Además, inyectando bótox alrededor del ojo podemos relajar las arrugas perioculares que aparecen con los años en los párpados inferiores.

- Si a pesar del bótox el paciente sigue teniendo las cejas caídas, lo ideal es elevar la ceja con ácido hialurónico (inyecciones profundas debajo de la ceja) o bien con Ultherapy (ultrasonidos).

- Si el paciente tiene arrugas alrededor de los ojos en reposo, el bótox no ayuda mucho, ya que solo actúa en las arrugas de expresión. Para las arrugas en reposo, o para la mala calidad de la piel de alrededor de los ojos, o incluso para esos quistes que con frecuencia aparecen en esta zona, lo mejor es el láser CO_2 fraccionado, que consigue limar la piel y dejarla más lisa. Normalmente se necesitan tres sesiones y tiene un periodo de recuperación de tres días.

- Si el paciente tiene una sombra entre el párpado inferior y la mejilla, el llamado surco de la lágrima, el mejor tratamiento es la inyección profunda de ácido hialurónico. Digo profunda porque si se inyecta en esta zona de forma superficial corremos el riesgo de empeorar las bolsas, ya que el ácido hialurónico retiene agua.
- Para las bolsas de párpados inferiores producidas por retención de líquidos, es decir, bolsas que aparecen más intensas por la mañana al levantarse y que se localizan debajo del párpado inferior, utilizamos los ultrasonidos Ultherapy. Esta tecnología sella el compartimento donde se acumula el líquido y mejora este edema tan difícil de manejar. El tratamiento debe acompañarse de medidas diarias de frío local (antifaz de gel que se mantiene en el congelador).
- No debemos olvidar las pestañas. Hay un fármaco magnífico para hacer las pestañas más largas, más gruesas y más pigmentadas que se llama Bimatoprost. Esta molécula se usa desde hace años en colirios para el glaucoma y hoy está comercializado en EE. UU. para el uso en pestañas con el nombre de Latisse. Hay que aplicarlo en la base de las pestañas dos veces al día y el resultado se aprecia en pocos días. En España se puede conseguir este fármaco en forma de colirio oftalmológico, pero es recomendable que sea con control médico.

En resumen, para mejorar la mirada, en ocasiones debemos combinar de forma prudente diversos tratamientos. El bótox, al relajar la musculatura, hace que el ácido hialurónico y los resultados del láser CO_2 fraccionado y los ultrasonidos Ultherapy duren más.

En los casos en que hay un descolgamiento de la piel del párpado muy significativo, o bien unas bolsas producidas por la herniación de la grasa de la órbita, lo correcto es valorar una blefaroplastia quirúrgica. La blefaroplastia de los párpados superiores es muy agradecida. La de los párpados inferiores es más difícil de realizar, ya que en ocasiones al quitar o reposicionar la grasa el ojo aparece hundido. Lo correcto es que un especialista en párpados, en ocasiones un buen oftalmólogo oculoplástico, valore al paciente para recomendar o no dicha cirugía.

La mejor técnica para mejorar LA LÍNEA MANDIBULAR

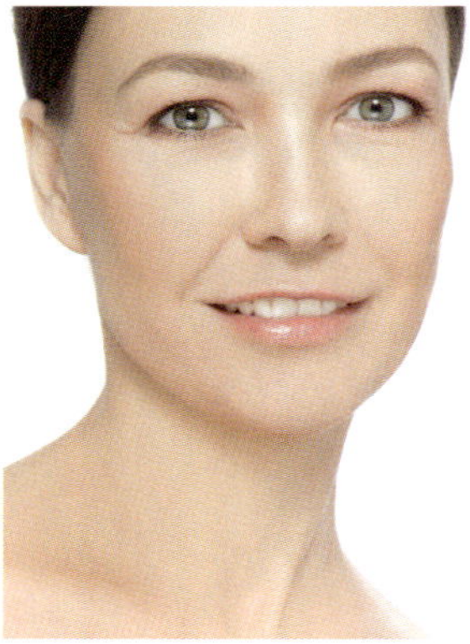

Una consulta frecuente en dermatología estética es cómo definir mejor la línea mandibular y mejorar la flacidez sin cirugía. Existen muchos mitos e informaciones falsas sobre este tema.

En primer lugar, decir que la flacidez facial sucede por las alteraciones que se van produciendo en la piel, la grasa, los músculos y los huesos faciales. Por ello es un tema complejo, sin solución fácil e inmediata. El mejor tratamiento es la cirugía; con el *lifting* quirúrgico se obtienen los mejores resultados contra la flacidez. Sin embargo, de todos son conocidos los inconvenientes de este tipo de procedimiento.

Para mejorar la flacidez sin cirugía, la dermatología moderna cuenta con tres técnicas: Ultherapy, hilos tensores y Radiesse. Ultherapy, como ya hemos comentado, es conocido por los cirujanos plásticos americanos como el *lifting* a plazos. Utiliza ultrasonidos, requiere uno o dos tratamientos al año y el paciente se incorpora a su vida habitual inmediatamente después de la técnica.

Los hilos tensores también pueden ayudar a tensar y recolocar los tejidos. Existen varios tipos, por lo que lo correcto es que el médico aconseje al paciente el más conveniente para su caso. Actualmente los nuevos hilos producen un efecto tensado efectivo y natural, y la técnica cada vez es menos invasiva.

El Radiesse (hidroxipatita cálcica) es un producto que inyectado induce la formación de colágeno generando un pequeño efecto *lifting*. A mi modo de ver, el problema que tiene este producto es que no se debe de abusar de él en la línea mandibular porque con el paso del tiempo va dando volumen a la zona. Como hemos dicho anteriormente, el tercio inferior de la cara se va ensanchando con los años, por lo que no conviene usar grandes dosis de infiltraciones en esta zona.

La radiofrecuencia, a pesar de lo que se diga, no es un tratamiento para tensar sino para mejorar la calidad de la piel. La radiofrecuencia actúa sobre la dermis, es decir, no llega a tejidos más profundos como los ultrasonidos. Además, los ultrasonidos tipo Ultherapy trabajan a casi 70 grados, mientras la radiofrecuencia trabaja a 60 grados. El efecto sobre el colágeno es distinto. El efecto de tensión se consigue con los ultrasonidos, mientras que la mejoría de la calidad de la piel se consigue con la radiofrecuencia. En ambos casos el resultado es discreto.

Ninguna de estas técnicas es espectacular. Además, tienen un efecto temporal que dura alrededor de un año. La combinación prudente de ellas, especialmente Ultherapy con hilos tensores, consigue los mejores resultados. Muchas veces planteamos estas técnicas como medidas preventivas. Los pacientes que deseen resultados muy evidentes no son buenos candidatos para realizar estas técnicas no quirúrgicas.

Otros tratamientos que se ofrecen para tensar sin cirugía como la gimnasia facial, los láseres, la mesoterapia, el masaje japonés o el ácido hialurónico, no han demostrado tener ningún efecto para tensar la piel sin cirugía.

La mejor técnica para mejorar LOS LABIOS

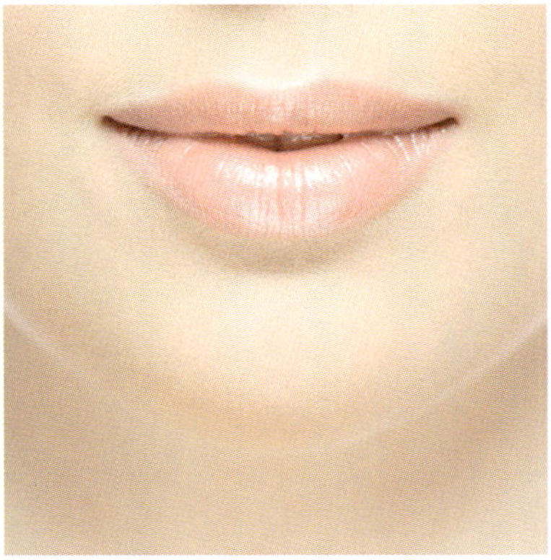

Uno de los desastres estéticos que con mayor frecuencia se ven son los labios mal o exageradamente tratados. Mejorar los labios con rellenos y conseguir resultados naturales no es fácil. Con frecuencia, los labios son lo primero que delata a una persona que ha sido sometida a tratamientos inyectables.

En mi opinión, en los labios hay que pasarse de discreto. Y lo primero que hay que tratar es la comisura labial, es decir, los bordes de la boca. Con la edad las comisuras labiales tienden a hundirse y producen una expresión de tristeza. Por ello, inyectando una mínima cantidad de ácido hialurónico en las comisuras se consigue de una forma elegante mejorar la expresión de la boca.

El mejor material para mejorar los labios es sin duda el ácido hialurónico. La técnica depende de lo que queramos mejorar. Si el labio ha perdido volumen y se retrae hacia el interior lo ideal es realizar microinfiltraciones en la zona profunda del labio para recuperar el volumen perdido, siempre con mucha precaución e inyectando poco volumen. Es importante tener en cuenta la proporción entre el labio superior y el inferior: el labio inferior debe tener 2/3 del volumen total, mientras que el labio superior debe ser más fino, aproximadamente 1/3 de volumen total. Y desde el punto de vista lateral el labio inferior debe protruir o sobrepasar 1 o 2 mm sobre el labio superior para que haya una armonía entre ambos.

Si lo que ocurre es que el labio está desvitalizado y lo que necesita es una hidratación profunda realizamos microinfiltraciones a nivel superficial para conseguir una mejoría de la piel de la zona, ya que el ácido hialurónico además de generar colágeno atrae agua. En este caso usamos ácidos hialurónicos menos densos en los pacientes que quieren aumentar el volumen labial.

En resumen, los labios pueden mejorar usando de forma muy prudente distintas composiciones de ácido hialurónico en función de las necesidades de cada paciente.

La mejor técnica para mejorar EL CUELLO

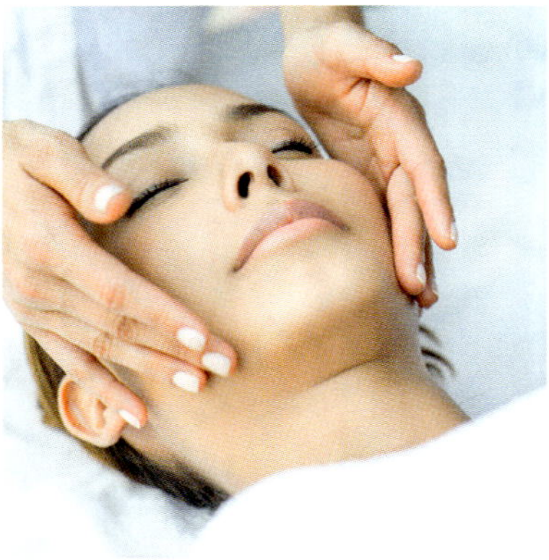

En ocasiones nos obsesionamos con mejorar los signos de la edad de la cara, algunas veces tratamos las manos, pero pocas veces nos fijamos en el cuello. El cuello delata de forma muy precisa la edad de una persona, aunque las hay que de forma genética tienen un cuello muy estropeado a edades tempranas.

¿Qué podemos hacer para mejorarlo sin cirugía? Lo más importante es hacer un diagnóstico preciso, es decir, saber qué queremos mejorar. En ocasiones realizamos una ecografía de la zona para tener más clara la alteración anatómica que presenta el paciente.

Las diferentes alteraciones que podemos mejorar son:

- Las llamadas cuerdas de violín o bandas platismales. Se trata de contracturas del músculo platisma, que se origina en las clavículas y termina insertándose en la cara. Este músculo produce con frecuencia unas bandas verticales que se ven con determinadas expresiones. El tratamiento para eliminar las bandas platismales es la inyección de bótox. Es indoloro y seguro, y su efecto dura poco más de cuatro meses.

- La papada. Se trata de grasa localizada en la parte superior del cuello. El tratamiento estrella de la papada son las microinfiltraciones de una sustancia llamada ácido deoxicólico, que disuelve la grasa tensando la zona (Belkyra). También se puede usar el frío (*coolsculpting*) para eliminar la grasa de la papada sin cirugía. En ocasiones se pueden combinar ambas técnicas.

- Flacidez. Es difícil de tratar. Actualmente el tratamiento más eficaz sin cirugía es el uso de ultrasonidos focalizados o Ultherapy. Se necesitan una o dos sesiones al año para obtener un pequeño efecto tensado. En ocasiones usamos los hilos tensores para mejorar la flacidez (hilos barbados o con conos) o para revitalizar la piel del cuello (minihilos de PDO).

- Arrugas. Las arrugas del cuello pueden ser tratadas con microinfiltraciones de ácido hialurónico o con láser fraccionado CO_2RE.

- Manchas. En ocasiones el cuello se llena de manchas, sobre todo las partes laterales. Dichas manchas se denominan poliquilodermia y son debidas a la exposición solar. El tratamiento de elección es combinar láser de manchas con láser vascular o bien sesiones de luz pulsada intensa.

- Mala calidad de la piel. La combinación de plasma rico en plaquetas (PRGF), mesoterapia de ácido hialurónico o sesiones de radiofrecuencia pueden mejorar la calidad de la piel. También en el cuello se pueden usar cosmeceúticos como ácido retinoico o retinol con mucha precaución para no irritar, ya que esta piel es muy sensible. Y no olvidar aplicar crema de protección solar en la zona.

La mejor técnica para mejorar LAS MANOS

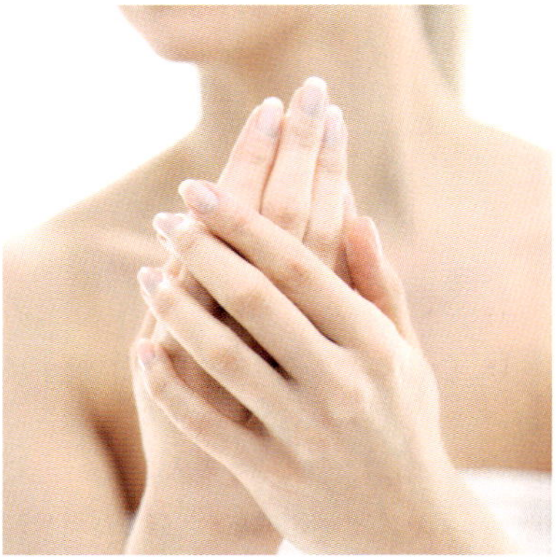

Nuestras manos dicen mucho de nosotros. Con el proceso de envejecimiento en las manos empiezan a aparecer cambios como manchas en el dorso, mayor visibilidad de las venas y los tendones y la aparición de una piel atrófica y sin luz.

Si queremos eliminar las manchas lo mejor es el láser. En ocasiones combinamos varios tipos de láser, como el Q-Switch, el Tulium o incluso luz pulsada médica. El tratamiento es indoloro, pero hay que tener en cuenta que la mancha queda más irritada durante dos semanas después de cada tratamiento.

Para engrosar la piel y hacer que las venas y tendones se vean menos, lo mejor es el Radiesse (hidroxiapatita cálcica) o el ácido hialurónico. Mediante una microcánula, y un solo punto de inyección, introducimos este relleno. El tratamiento es rápido y seguro, pero el dorso de la mano puede quedar inflamado durante una semana.

Para mejorar la calidad de la piel usamos principalmente derivados de la vitamina A como el ácido retinoico o el retinol. También se pueden usar microinfiltraciones de plasma rico en plaquetas para revitalizar la piel del dorso de las manos.

Fundamental: cuando estemos expuestos al sol no olvidar aplicar el fotoprotector solar en el dorso de las manos. ¡Y tener en cuenta que a través de la ventanilla del coche también pasan los rayos ultravioletas!

La mejor técnica para mejorar EL CUERPO

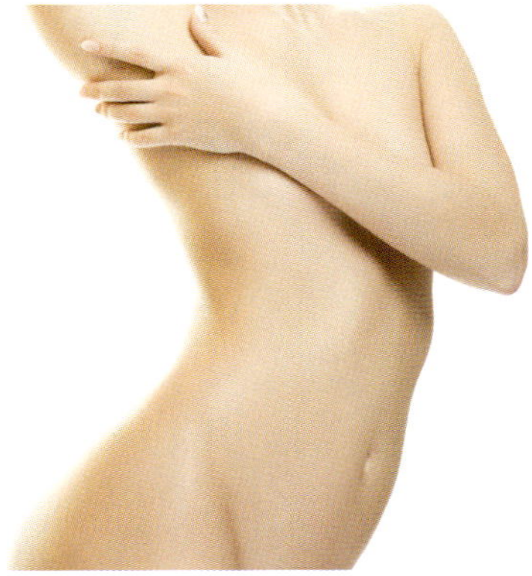

Las técnicas de rejuvenecimiento han evolucionado de forma asombrosa para su uso en la cara, pero no tanto para su uso en los cambios corporales.

Podemos mejorar la calidad de la piel con las mismas técnicas de que disponemos para la cara: láser de manchas, láser CO_2 fraccionado para cicatrices, plasma rico en plaquetas para revitalizar la piel, láser vascular para eliminar venitas, etcétera. También podemos usar productos cosmeceúticos, como el ácido retinoico o el retinol, para dar más frescura a zonas como el escote o los brazos.

Contra la flacidez corporal, el mejor tratamiento sin cirugía es el deporte. Un tratamiento como determinadas radiofrecuencias puede mejorar algo esta patología, pero los resultados no son espectaculares. Los hilos tensores y el Radiesse pueden mejorar ligeramente la flacidez en determinadas zonas.

La grasa corporal localizada puede mejorar mucho con la técnica de *coolsculpting*. Como comentamos en su capítulo, contamos con un dispositivo que a través del frío logra eliminar grasa localizada, sin cirugía ni necesidad de anestesia. Este sistema lo usamos en abdomen, flancos, muslos, cartucheras, rodillas, espalda, etcétera. Muchas veces lo combinamos con radiofrecuencia para conseguir un mejor resultado.

Contra la celulitis contamos con la nueva técnica Cellfina tal y como explicamos en su apartado. Cellfina es un sistema no agresivo que realiza una succión de la zona a tratar e inyectando unas microagujas logra romper los septos fibrosos que producen los hoyuelos de la celulitis. El tratamiento es con anestesia local y el paciente puede incorporarse a la vida habitual inmediatamente. La celulitis no se elimina totalmente pero sí mejora de forma significativa. Los resultados se mantienen un mínimo de tres años.

También podemos usar los hilos tensores y los minihilos para mejorar determinadas zonas de la piel corporal. En ocasiones, los minihilos de PDO pueden redensificar la zona tratada mejorando la calidad de la piel y los hilos tensores de conos o barbados pueden mejorar de forma sutil la tensión de determinadas zonas corporales.

La principal alteración estética en las piernas son las varices o arañas vasculares, vasos sanguíneos dilatados por un debilitamiento de sus paredes. Para eliminarlos, los dermatólogos utilizamos distintos tipos de láseres (principalmente el Nd-Yag 1064 nm). Su misión es penetrar profundamente en la piel, ya que estas dilataciones se originan en la dermis profunda. Otras técnicas que se utilizan son la escleroterapia, que consiste en inyectar una sustancia esclerosante en la vena, y el láser endovascular, que penetra directamente en el vaso. Para conseguir un buen resultado estético se deben realizar múltiples tratamientos (de tres a cinco sesiones) y en ocasiones es necesario combinar unos con otros. Es fundamental no tomar el sol por lo menos hasta un mes después de cada sesión, ya que existe el riesgo de que se formen hiperpigmentaciones o manchas residuales.

La mejor técnica para mejorar LA ZONA GENITAL

En los últimos años hay un auge en las técnicas que mejoran el aspecto de nuestra zona genital. He de confesar que profesionalmente no tengo ninguna experiencia ni en nuestra clínica se realiza este tipo de tratamientos, pero lo cierto es que cada vez hay más tecnología, centros y protocolos especializados en mejorar el aspecto de nuestras partes íntimas.

Existe algún estudio que parece demostrar que una de las razones fundamentales del auge de esta demanda es la proliferación del láser de depilación, que ha hecho que determinadas zonas que tradicionalmente no estaban tan expuestas ahora queden al descubierto.

El rejuvenecimiento genital se empezó a realizar en mujeres. Actualmente existen varias técnicas no quirúrgicas como la radiofrecuencia vaginal para mejorar el tono de la zona, el cual se pierde después de los embarazos, el láser CO_2 fraccionado o el plasma rico en plaquetas para revitalizar la región, la inyección de ácido hialurónico para dar más consistencia a la zona, etc. También existen técnicas quirúrgicas como la cirugía de labios mayores o la himenorrafia (reconstruir el himen).

Este tipo de rejuvenecimiento también está empezando a demandarse en hombres. Hay técnicas de alargamiento de pene con ácido hialurónico, blanqueamiento de la zona perianal, incluso ahora se habla del Scrotox, técnica que consiste en inyectar bótox en el escroto para disminuir la sudoración y mejorar su aspecto.

¿Cuál es el mejor tratamiento para...?

Grasa no deseada → Coolsculpting

Papada → Kybella + Coolsculpting

Celulitis → Cellfina

Patas de Gallo → Bótox

Entrecejo marcado → Bótox

Arrugas de la frente → Bótox

Nariz caída → Relleno + Bótox

Surco de la lágrima (ojo hundido) → Relleno

Pómulos sin volumen → Relleno

Cejas caídas → Relleno + Bótox

Surcos nasogenianos → Relleno

Arrugas alrededor de la boca → Relleno o Láser CO_2 fraccionado

Flacidez de cara y cuello → Ultherapy o hilos tensores

Cicatrices → Láser CO_2 fraccionado

Manchas hormonales → Clear Melasma

Manchas solares → Láser de manchas

Cuperosis → Láser de venas

Piel apagada → Radiofrecuencia o PRGF (Plasma Rico en Plaquetas)

Bandas o «cuerdas» del cuello → Bótox

Arrugas horizontales de cuello → Ácido hialurónico o láser CO_2 fraccionado

Manchas de las manos → Láser de manchas

Flacidez en brazos, muslos, glúteos... → Radiofrecuencia y minihilos

Venas en piernas → Láser y/o escleroterapia

Vello no deseado → Láser de depilación

¿CUÁNTO VOY A MEJORAR SI ME HAGO ALGO?

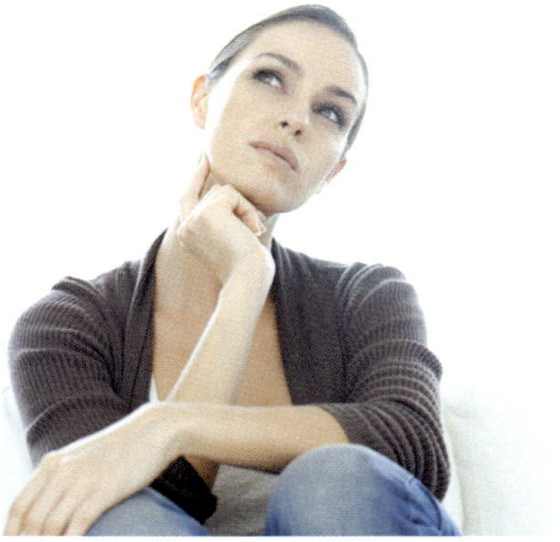

La medicina no es una ciencia exacta, pero es cierto que hay técnicas de dermatología estética que son más agradecidas que otras. Por ello la satisfacción del paciente varía, no solo en función de sus expectativas, sino también en función de la técnica realizada.

Por ello quiero hacer una puntación, de 0 a 10, sobre lo que el paciente va a mejorar si se hace determinada técnica. Es una puntuación muy personal, basada en mi experiencia.

Quiero dejar claro que el hecho de que una técnica sea calificada con un 3 no quiere decir que no se deba hacer. Lo que quiere decir es que si la recomendamos es porque no hay ninguna otra técnica que consiga resultados mejores sin cirugía.

Un ejemplo es el uso de Ultherapy o los nuevos hilos tensores contra la flacidez. Mi calificación es 3 sobre 10 para ambas técnicas. Pero actualmente no hay ninguna técnica sin cirugía que consiga resultados superiores contra la flacidez.

Por ello podéis ver en la tabla que hay técnicas donde podemos asegurar con muchas posibilidades que el paciente va a estar satisfecho con los resultados del tratamiento, como es el caso del bótox o del Miradry (tratamiento de sudoración axilar). Sin embargo, es importante avisar al paciente de que si se realiza una sesión de plasma rico en plaquetas o una radiofrecuencia, los resultados van a ser modestos.

Según estos criterios, en la tabla que aparece a continuación califico cada técnica con una nota para que el paciente sepa de antemano cuáles son los resultados promedio que va a conseguir si se la realiza:

TABLA DE PUNTUACIONES	
Plasma rico en plaquetas	**2**
Láser de manchas	**7**
Láser de venas	**6**
IPL (Luz Pulsada Intensa)	**5**
Mesoterapia de ácido hialurónico	**2**
Radiofrecuencia	**2**
Bótox	**9**
Ácido hialurónico	**6**
Radiesse	**5**
Coolsculpting (eliminar grasa con frío)	**6**
Belkyra (eliminar papada con microinfiltraciones)	**5**
Cellfina (mejorar celulitis)	**6**
Miradry (eliminación de hiperdrosis)	**8**
Hilos tensores	**3**
Ultherapy	**3**

«El mejor cosmético para la belleza es la felicidad.»

Condesa de Blessington

LAS EDADES DE LA PIEL: MUJERES

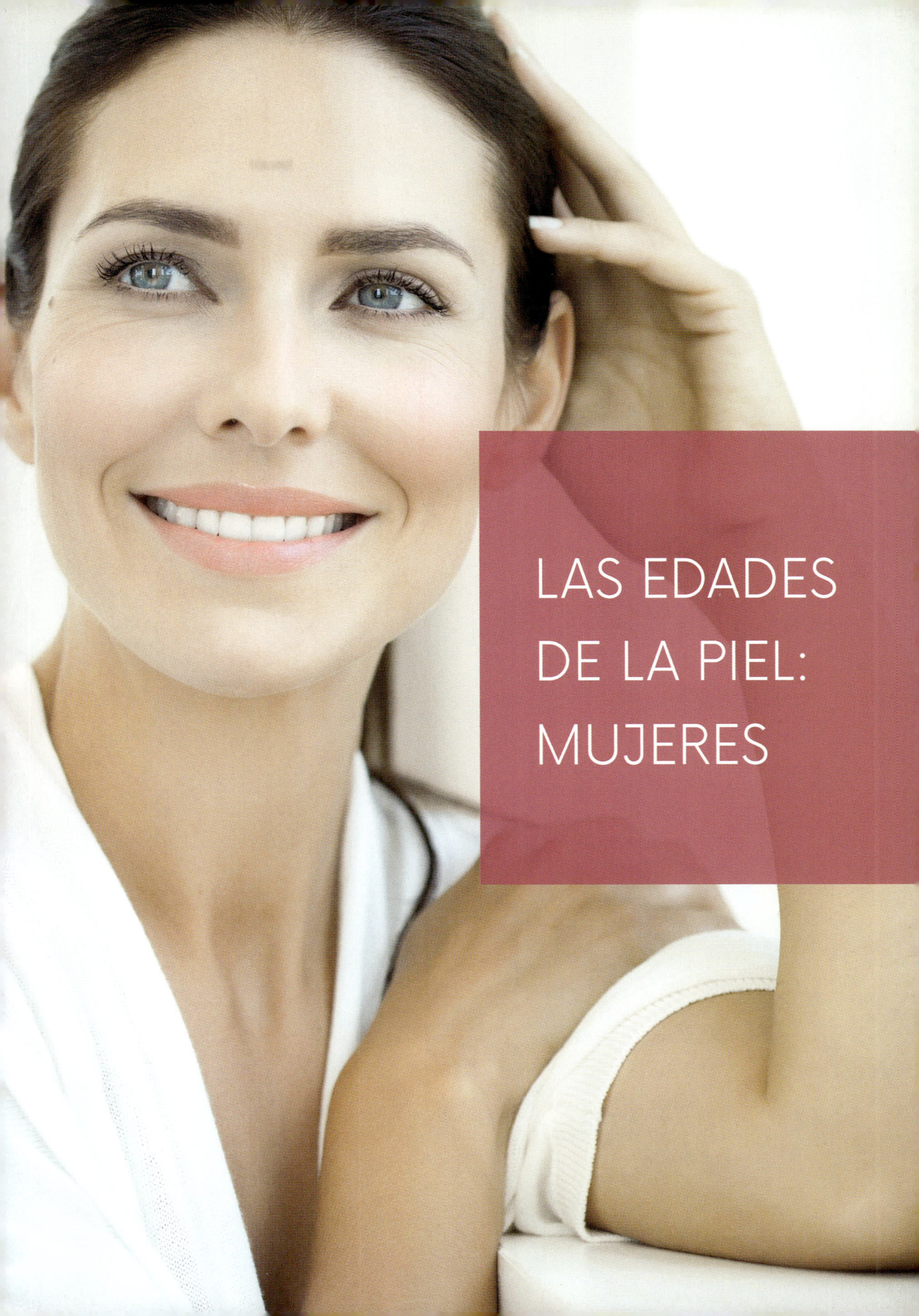

Cada edad tiene unas necesidades distintas. Nuestra piel va envejeciendo de forma inexorable, pero hay protocolos que ralentizan ese proceso y que van haciendo que nos sintamos cómodos dentro de nuestra propia piel a lo largo de toda nuestra vida.

A continuación voy a recomendar una serie de cuidados a mujeres en función de su edad. Evidentemente cada paciente es diferente, pero sí hay una serie de consejos generales que podemos recomendar basados en la edad cronológica de las personas.

CÓMO CUIDAR MI PIEL A LOS **20** AÑOS

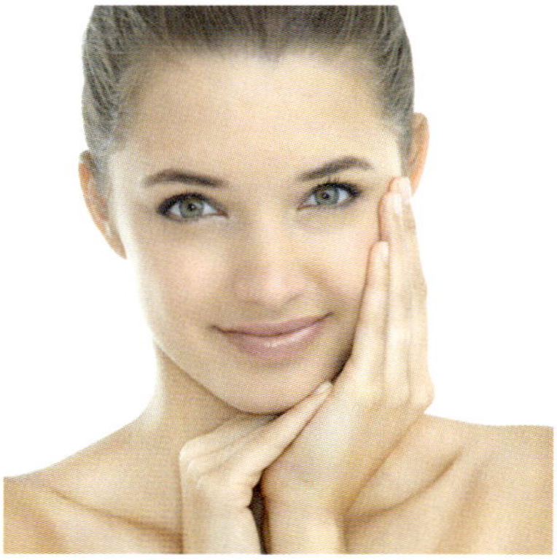

A los 20 años lo ideal es prevenir. Usar de forma habitual una crema con protección solar mínima de 30. ¡Ojo a estas zonas en las que habitualmente no nos aplicamos la crema como las orejas, los labios, el cuello, las manos y el escote! Y, sobre todo: ¡no te quemes con el sol! La quemadura solar es lo que realmente envejece la piel y es el mayor factor de riesgo para padecer cáncer de piel.

La hidratación a esta edad es conveniente, sobre todo en pieles secas. Si todavía tienes acné, cuidado con el tipo de cremas que aplicas en la cara: que sean lociones o emulsiones libres de grasa; nada de productos que obstruyan el poro. Y piensa que el acné es una enfermedad muy fácil de tratar. Las consecuencias de un acné no tratado pueden ser unas cicatrices difíciles de eliminar.

En estas edades la técnica estética que más realizamos es la depilación láser de vello no deseado, que en ocasiones no solo es un tratamiento estético sino que soluciona problemas como la pseudofoliculitis (granos enquistados) o el hirsutismo hormonal. También es frecuente la realización de láser CO_2 fraccionado para eliminar marcas de acné.

En EE. UU. hay una tendencia entre los *millennials*, personas que ahora están en la veintena, de realizar *prejuvenation treatments*, es decir, tratamientos preventivos, y sobre todo bótox preventivo. Con la creciente aparición de nuestra imagen en las distintas redes sociales los jóvenes se preocupan de tener buen aspecto. Y esta tendencia empezamos a verla en nuestras consultas.

Mi consejo es no empezar tan pronto. No hay ningún peligro médico en realizar tratamientos a estas edades, pero creo que la precocidad a la hora de realizar tratamientos estéticos crea una serie de preocupaciones y dependencias adicionales que no me parecen sanas.

Y fundamental, no olvidarse de no fumar, mantener el peso, cuidar la mente (yoga, meditación), comer sano y hacer deporte.

CÓMO CUIDAR MI PIEL A LOS **30** AÑOS

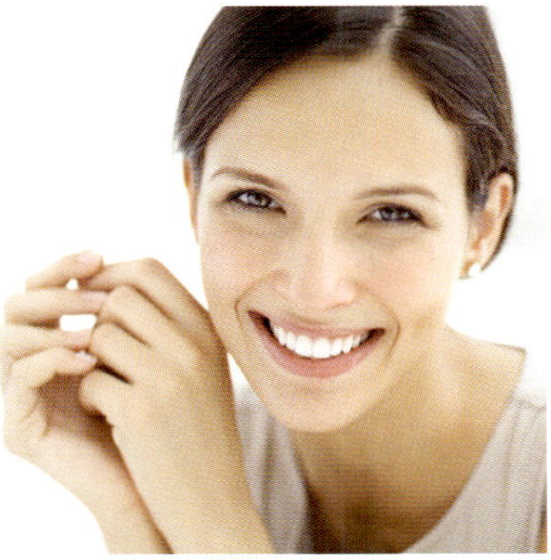

En este periodo tenemos que prevenir de una forma más activa, no solo con la fotoprotección sino a través del uso ocasional de cremas con derivados de la vitamina A (retinol) y antioxidantes (vitamina C).

Todavía es pronto para empezar con técnicas de dermatología estética, aunque en ocasiones la realización de radiofrecuencias periódicas puede ayudar a estimular la formación de colágeno.

Es importante fijarse en cómo ha envejecido tu madre. Por ejemplo, si tu madre tiene una arruga en el entrecejo que le hace la mirada más dura y tú la tienes, quizás es el momento de plantearse prevenirla. O si ves que tiene muchas manchas o verrugas tipo queratosis, es el momento de prevenirlas de la forma adecuada.

A esta edad suele ser frecuente el melasma o mancha hormonal. Es importante tratarla de forma activa y no agresiva, ya que es un proceso crónico y recurrente, combinando cremas despigmentantes con técnicas como el Clear Melasma, que ayuda a que las cremas penetren.

Y seguir con la recomendación de no fumar, mantener el peso, cuidar la mente (yoga, meditación), comer sano, visitar al ginecólogo (cáncer de mama) y hacer deporte.

CÓMO CUIDAR MI PIEL A LOS **40** AÑOS

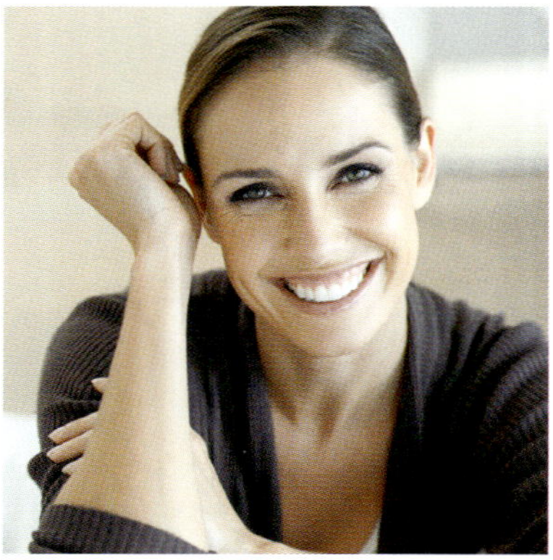

A estas edades es recomendable hablar con tu dermatólogo para que te organice un protocolo cosmético personalizado. Normalmente recomendamos una crema con retinol 2 o 3 noches por semana, combinándola con una crema confort el resto de las noches. Por las mañanas aplicar una crema con un antioxidante tipo vitamina C al 10-15% y encima el fotoprotector. Y dos veces por semana, en la ducha, una exfoliación activa de la piel (ver nuestra fórmula antiedad).

Es el momento de empezar a ser más activa con las técnicas. A esta edad los resultados son muy agradecidos. Me decía el otro día una paciente algo que me pareció muy interesante: «Doctor, a los 40 me veo a mí y a mis amigas mejor que a los 30, porque es cuando hemos empezado a tratarnos».

En este momento es cuando recomendamos el programa personalizado de prevención del envejecimiento (ver capítulo «Manejo del envejecimiento de la piel»). Con este programa se van tratando y previniendo los distintos signos de la edad de forma sistematizada.

En este periodo podemos plantear técnicas para estimular la formación de colágeno, como la mesoterapia de ácido hialurónico o el plasma rico en plaquetas.

Si ves que gesticulas demasiado (entrecejo marcado, patas de gallo excesivas, etcétera) es el momento de pedir una valoración a tu dermatólogo para que estime si eres buena candidata para el bótox. El bótox es un buen tratamiento para prevenir arrugas de expresión si se inyecta de forma que se mantenga la expresión del paciente.

Si tienes sombras alrededor de los ojos o de la boca, o los labios se van quedando demasiado finos, se puede plantear el tratamiento con ácido hialurónico de forma muy prudente.

Una advertencia: a esta edad no debes inyectarte muchos rellenos, aunque sean reabsorbibles. Te quedan por lo menos 40 años de vida y la piel a la que se le han inyectado muchos productos no envejece de forma natural. Por ello es el momento de ser prudente y considerar los tratamientos antienvejecimiento como una carrera a largo plazo. Céntrate en revitalizar la piel y en usar técnicas que induzcan la formación de tu propio colágeno.

Por último, para prevenir la flacidez que empieza a querer manifestarse, es el momento de plantearse realizar una sesión al año de Ultherapy.

Tres consejos a tener en cuenta a esta edad:

1. Mantén una piel saludable eliminando manchas, venas e imperfecciones. Una piel sin imperfecciones es más importante que las arrugas o la flacidez. El tener una piel lisa y luminosa nos hace tener un aspecto más saludable. Antes que empezar a infiltrar rellenos o bótox tenemos que conseguir una piel de más calidad.

2. Fíjate en las comisuras de los labios. Con la edad tienden a hundirse dando una expresión de tristeza. Con una mínima cantidad de ácido hialurónico se puede conseguir elevar la comisura de los labios, mejorando la expresión en reposo. Más importante que tener unos labios más carnosos es elevar las comisuras de los labios para iluminar la expresión.

3. Cuida tu pelo. El estrés y los factores hormonales pueden causar su caída. Hoy hay tratamientos orales (antiandrógenos), inyectados (plasma rico en plaquetas) o tópicos (minoxidil) que pueden mejorar mucho la calidad de tu pelo. En casos rebeldes los implantes capilares dan muy buenos resultados estéticos, sobre todo en mujeres.

Y como siempre, insisto en no fumar, mantener el peso, cuidar la mente (yoga, meditación), comer sano, visitar al ginecólogo (cáncer de mama) y hacer mucho, mucho deporte.

CÓMO CUIDAR MI PIEL A PARTIR DE LOS **50** AÑOS

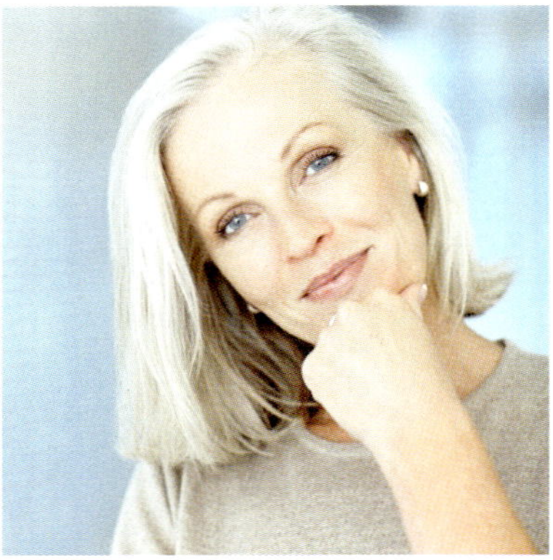

Esta es la época en la que nos sentimos jóvenes, pero nos miramos al espejo y no nos gustamos. Hay una discordancia entre cómo nos vemos y cómo nos sentimos ¿Qué podemos hacer para solucionarlo?

En este periodo es cuando tenemos que cumplir de forma prudente el programa «Manejo del envejecimiento de la piel» para tener controlados todos los signos de envejecimiento.

En relación a la fotoprotección, voy a decir algo que puede resultar sorprendente, pero creo que ahora es cuando nos podemos relajar más. Los efectos del sol se ven muchos años después. Y es cierto que la exposición al sol tiene efectos positivos y preventivos sobre determinados cánceres. Por ello el mensaje es protegerse sobre todo la cara, pero no renunciar a exponerse de forma ocasional al sol incluso sin fotoprotector. Y sobre todo evitar la quemadura solar.

En cuanto a los tratamientos cosméticos, la pauta es similar a la dada anteriormente. El retinol puede subirse de concentración, aplicado por la noche en combinación con cremas confort. La concentración de vitamina C que se aplica por la mañana se puede subir al 20%. Y la exfoliación en la ducha debe ser más agresiva, solo dos días por semana.

Para mejorar la calidad de la piel recomendamos el láser CO_2 fraccionado y el plasma rico en plaquetas. También es el momento de eliminar las manchas solares y las venitas en la cara con láseres de manchas y venas. Es más natural tener una piel de aspecto saludable y sin manchas, que obsesionarse en eliminar todas las arrugas o la flacidez.

Los párpados suelen envejecer de una forma más evidente, sobre todo en determinadas pacientes. Se pueden mejorar con técnicas no agresivas, como el láser CO_2 fraccionado o Ultherapy, aunque el mejor resultado se obtiene con una cirugía menor como la blefaroplastia quirúrgica mínimamente invasiva.

El bótox a partir de los 50 años es un buen complemento para mejorar los resultados de otras técnicas, sobre todo para abrir la mirada y para relajar el entrecejo. Actúa relajando los músculos que producen arrugas de expresión. En mi opinión debe usarse en dosis bajas, de forma muy personalizada, manteniendo los gestos del paciente y complementado con técnicas que den volumen y soporte al mismo como el ácido hialurónico y la hidroxiapatita cálcica (Radiesse). Y tener mucha precaución en no producir caída del párpado con bótox. Es la complicación más temida del bótox en estas edades. Ocurre en contadas ocasiones, pero se resuelve espontáneamente en pocas semanas.

A estas edades es cuando se nota más la pérdida ósea en la cara. Para compensarla tenemos técnicas como determinados ácidos hialurónicos e hidroxiapatita cálcica que pueden iluminar las zonas de pérdida de volumen. El efecto de estas sustancias es similar a cuando hinchamos un globo desinflado.

Si quieres mejorar la flacidez sin cirugía cuentas con la ayuda discreta de Ultherapy y de los hilos tensores. Los hilos tensores combinados con Ultherapy son una ayuda natural y elegante para prevenir que la cara se caiga. Si quieres mejorar la flacidez de verdad, la cirugía obtiene los mejores resultados (*lifting* quirúrgico).

Es importante mantener una buena salud capilar. La causa más frecuente de caída de pelo en la mujer es la hormonal. Hoy existen tratamientos orales muy efectivos para controlar estas caídas de pelo. Las infiltraciones de plasma rico en plaquetas mejoran la calidad del pelo. En casos de alopecias más resistentes, los implantes capilares son una buena solución.

Consejos adicionales fundamentales: no fumar, mantener el peso adecuado, cuidar la mente (yoga, meditación), comer sano y hacer ejercicio. Y no olvidar las revisiones médicas periódicas, sobre todo con el ginecólogo, digestivo (¿colonoscopia?), dermatólogo (revisión o mapeo de lunares) y médico de familia o internista (valoración de factores de riesgo cardiovasculares como la hipertensión o el colesterol).

Y lo más importante, no tener miedo a envejecer. La lucha contra el envejecimiento la tenemos perdida desde el nacimiento. Y nuestras arrugas indican lo que nos hemos reído.

«Sé una primera versión de ti, no una segunda versión de alguien.»

Judy Garland

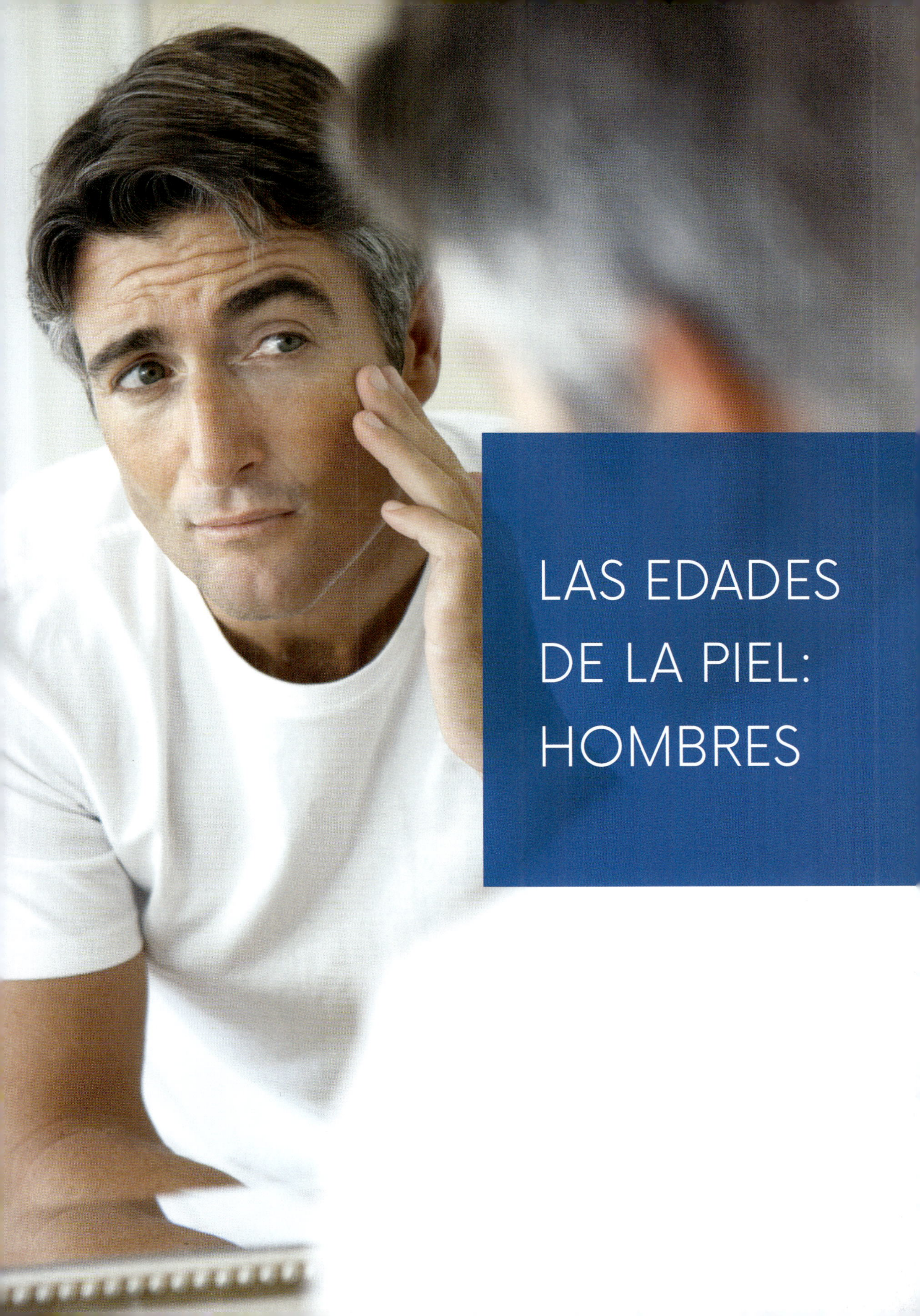

LAS EDADES DE LA PIEL: HOMBRES

Las mujeres han liderado el mundo de la estética en los últimos años y aunque cada vez hay más hombres que se cuidan, son ellas las que nos llevan la delantera. Por ejemplo, en Clínica Dermatológica Internacional el 53% de los pacientes de dermatología general son mujeres y el 47% son hombres. Sin embargo, si analizamos los pacientes que acuden para dermatología estética solo el 15% de los pacientes son hombres.

Es curioso, pero los hombres tenemos otro concepto de la belleza. Nos preocupamos mucho de la caída del pelo, incluso no tenemos reparos en ponernos implantes si la alopecia va a más. Nos esforzamos en los gimnasios y en los parques, e intentamos seguir dietas adecuadas para que los michelines no avancen rápido. Pero no nos importan demasiado nuestras arrugas ni nuestra flacidez. Por lo general, los hombres sentimos vergüenza de abordar hacernos retoques para mejorar el aspecto de la cara. Parece que la imagen del hombre duro de Marlboro en la que nos han educado va en contra del rejuvenecimiento facial no invasivo.

Sin embargo, la tendencia es al cambio. En la última década, el número de hombres que se aplican bótox ha aumentado en más de un 300%. Cuidarse es cada vez más normal. El ambiente competitivo del trabajo y el culto a la imagen y a la juventud han hecho que más hombres quieran estar en el mercado con un mejor aspecto. Y nuestra constante aparición en redes sociales y páginas webs ha hecho que nuestra imagen sea cada vez más pública e intentemos no perder la oportunidad única de dar una buena primera impresión.

Por ello voy a dar una serie de consejos para hombres en función de su edad, consejos menos ambiciosos que en el caso de las mujeres, pero que nos van a permitir sentirnos cómodos dentro de nuestra piel.

CÓMO CUIDAR MI PIEL A LOS **20** AÑOS

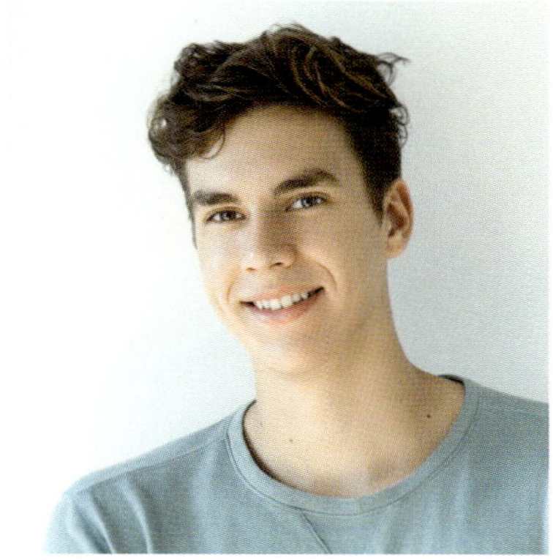

A los 20 años debemos basar nuestro cuidado en prevenir. Y a esta edad, lo ideal es usar regularmente una crema con protección solar mínima de 30. Pero los hombres, por lo general, somos un desastre para las cremas... Aunque este hábito está empezando a cambiar. De todas formas, lo que sugerimos a estas edades es evitar la quemadura solar. La quemadura solar es lo que realmente envejece la piel y es el mayor factor de riesgo para padecer cáncer de piel.

Es un momento en que el acné puede estar todavía activo. De hecho, el 85% de los jóvenes tienen acné. Hay muchos tratamientos para el acné, pero el más efectivo con diferencia es usar dosis bajas del fármaco isotretinoína. Esta medicación ha revolucionado el tratamiento del acné y ha evitado en muchos casos cicatrices de acné muy inestéticas.

Cuando las cicatrices de acné están presentes hay que saber que hoy la dermatología moderna dispone de técnicas muy efectivas para eliminarlas como el láser CO_2 fraccionado, las inyecciones de ácido hialurónico y el plasma rico en plaquetas. En ocasiones combinamos las tres técnicas, pero la más efectiva es el láser.

A esta edad es importante valorar la salud capilar. Si tu padre está calvo o tu madre tiene problemas de alopecia, y ves que estás perdiendo pelo, es conveniente que te valore tu dermatólogo. Un tratamiento precoz con Minoxidil tópico (una espuma para el pelo) o incluso con Finasteride oral (un fármaco que previene la caída del pelo) puede prevenir el que te quedes calvo.

Como en el caso de las mujeres, en EE.UU. hay una tendencia entre los *millennials* varones, personas que ahora están en la veintena, de realizar *prejuvenation treatments*, es decir, tratamientos preventivos, y sobre todo bótox preventivo. Con la creciente aparición de nuestra imagen en las distintas redes sociales los jóvenes se preocupan de tener buen aspecto. Y esta tendencia empezamos a verla en nuestras consultas. La labor del médico es importante para imponer el sentido común en estos comportamientos a veces obsesivos que pueden generar mucho estrés e infelicidad a los jóvenes.

Es fundamental no olvidarse de no fumar, mantener el peso, cuidar la mente, comer sano y hacer deporte.

CÓMO CUIDAR MI PIEL A LOS **30** AÑOS

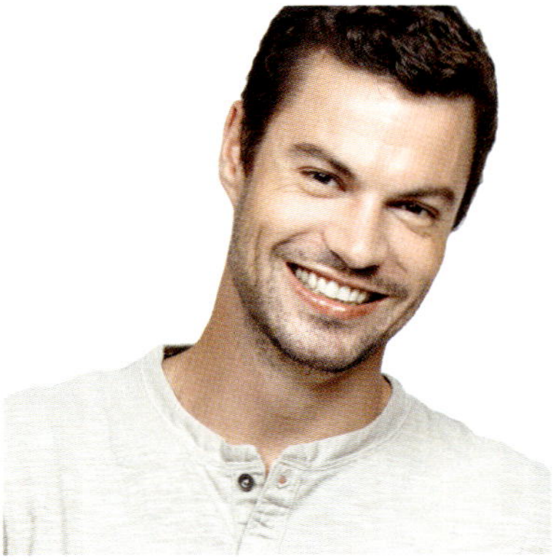

En este periodo tenemos que prevenir de una forma más activa, no solo con la fotoprotección, sino a través del uso de una crema con derivados de la vitamina A (retinol). Debemos usar siempre una crema de protección cuando se esté al aire libre y por la noche acordarnos de aplicar una crema con retinol a baja concentración.

Todavía es pronto para empezar a realizar técnicas de dermatología estética, pero es importante valorar el estado de nuestro cuero cabelludo. Si vemos que las entradas van a más o que se aclara la zona de la coronilla es el momento de acudir al dermatólogo para que te recomiende Finasteride oral. Hay que tomar una pastilla de 1 mg al día. La eficacia es muy alta. No solo previene la caída sino que en muchos casos induce la aparición de pelo. Y es un fármaco muy seguro. Ha habido debate sobre si este fármaco produce impotencia en un mínimo porcentaje de casos, pero los últimos estudios parecen confirmar que no. De hecho este fármaco se viene utilizando desde hace muchos años para pacientes que tienen la próstata más grande.

Curiosamente, a estas edades muchos pacientes vienen a nuestra consulta para lo contrario, para eliminar pelo. Muchos hombres se benefician del efecto del láser de depilación para eliminar el vello no deseado en determinadas zonas del cuerpo como la espalda, cejas, cuello.

Y seguir con la recomendación de no fumar, mantener el peso, cuidar la mente (yoga, meditación), comer sano y hacer mucho deporte.

CÓMO CUIDAR MI PIEL A LOS **40** AÑOS

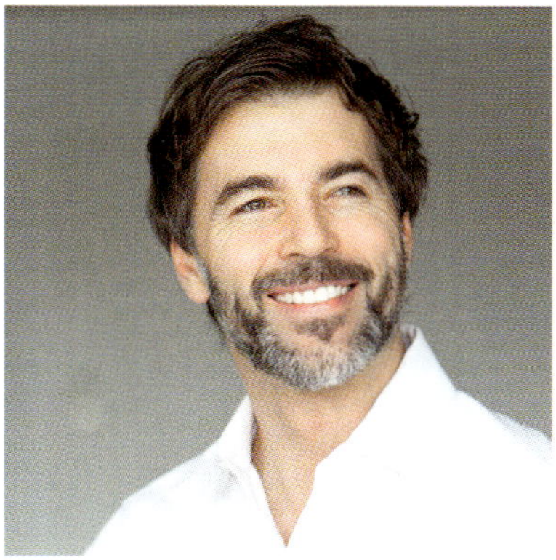

A partir de los 40 es recomendable hablar con tu dermatólogo para que te organice un protocolo cosmético personalizado. Normalmente recomendamos un protocolo similar al de las mujeres, pero con concentraciones de los ingredientes más altos ya que por lo general el tipo de piel es más resistente. Solemos aconsejar una crema con retinol 2 noches por semana, combinándola con una crema hidratante el resto de las noches. Por las mañanas aplicar una crema con un antioxidante tipo vitamina C al 20% y encima el fotoprotector. Y dos veces por semana, en la ducha, una exfoliación activa de la piel.

En este momento es cuando sugerimos el programa personalizado de prevención del envejecimiento (ver capítulo «Manejo del envejecimiento de la piel»). Con este programa se van tratando y previniendo los distintos signos de la edad de forma sistematizada.

A estas edades, lo importante en los hombres es cuidar la piel, revitalizarla, eliminar sus imperfecciones (manchas, venitas, cicatrices, falta de luz) a través de las técnicas no invasivas adecuadas.

Si ves que gesticulas demasiado (entrecejo muy marcado que transmite a los demás una imagen de preocupación, unas patas de gallo muy marcadas, etcétera) es el momento de pedir valoración a tu dermatólogo para que te recomiende si eres candidato para el bótox. El bótox es un buen tratamiento para prevenir arrugas de expresión si se inyecta de forma que se mantenga la expresión del paciente.

Una advertencia: no te inyectes muchos rellenos, aunque sean reabsorbibles. Te quedan por lo menos 40 años de vida y la piel a la que se le han inyectado muchos productos no envejece de forma natural. Por ello es el momento de ser prudente y considerar los tratamientos antienvejecimiento como una carrera a largo plazo. Céntrate en revitalizar la piel, en usar técnicas que induzcan la formación de tu propio colágeno.

El otro día leía en una revista cuáles eran los hombres maduros más atractivos del momento, y todos tenían una cosa en común: tenían pelo. Por ello, en esta edad es interesante mantener el pelo del cuero cabelludo. Si a pesar de los tratamientos orales con Finasteride y Dutasteride, sesiones de plasma rico en plaquetas y la aplicación diaria de Minoxidil, el pelo no termina de crecer, puedes considerar los implantes capilares. Hoy las nuevas técnicas de implante capilar son menos agresivas y producen mejores resultados estéticos.

Si tenemos grasa localizada que no desaparece ni adelgazando, es el momento de valorar una consulta de *coolsculpting*, técnica que elimina esos depósitos de grasa mediante el frío sin cirugía ni anestesia.

Y como siempre, insisto en no fumar, mantener el peso, cuidar la mente (yoga, meditación), comer sano y hacer mucho, mucho deporte.

CÓMO CUIDAR MI PIEL A PARTIR DE LOS **50** AÑOS

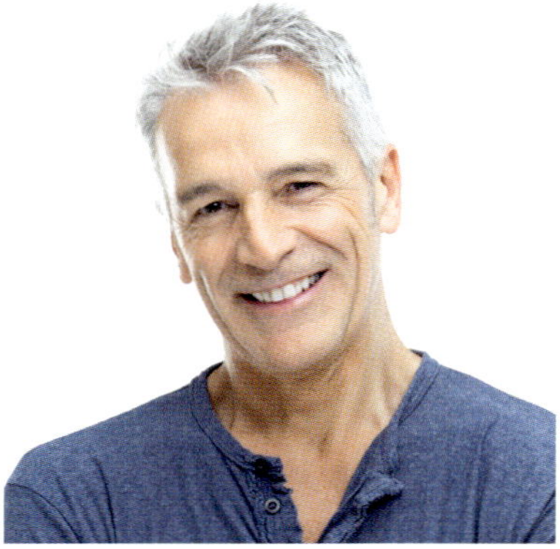

Como les sucede a las mujeres, hemos llegado a una edad en la que nos sentimos jóvenes, pero nos miramos al espejo y nos empezamos a no gustar. Hay una discordancia entre cómo nos vemos y cómo nos sentimos ¿Qué podemos hacer para solucionarlo?

En este periodo es cuando tenemos que cumplir de forma prudente el programa «Manejo del envejecimiento de la piel» para tener controlados todos los signos de envejecimiento (ver capítulo correspondiente).

En relación a la fotoprotección, creo que ahora es cuando nos podemos relajar más. Los efectos del sol se ven muchos años después. Y es cierto que la exposición al sol tiene efectos positivos y preventivos sobre determinados cánceres. Por ello el mensaje, también para los hombres, es protegerse sobre todo la cara, pero no renunciar a exponerse de forma ocasional al sol incluso sin fotoprotector. Y sobre todo evitar la quemadura solar.

En cuanto a los tratamientos cosméticos, la pauta es similar a la dada anteriormente. El retinol puede subirse de concentración, aplicado por la noche en combinación con cremas confort. La concentración de vitamina C que se aplica por la mañana debe ser en torno al 20%. Y la exfoliación en la ducha debe ser más agresiva, solo dos días por semana.

También puede ser el momento de eliminar las manchas solares y las venitas en la cara con láseres de manchas y venas. Es más natural tener una piel de aspecto saludable y sin manchas, que obsesionarse en eliminar todas las arrugas o flacidez.

Los párpados suelen envejecer de una forma más evidente, sobre todo en determinados pacientes. Se pueden mejorar con técnicas no agresivas, como el láser CO_2 fraccionado o Ultherapy, aunque el mejor resultado se obtiene con una cirugía menor como la blefaroplastia quirúrgica mínimamente invasiva.

El bótox a partir de los 50 años es un buen complemento para mejorar los resultados de otras técnicas, sobre todo para abrir la mirada y relajar el entrecejo. Actúa relajando los músculos que producen arrugas de expresión. En mi opinión debe usarse en dosis bajas, de forma muy personalizada, manteniendo las arrugas de la frente.

A estas edades los hombres casi siempre tenemos acúmulos de grasa (michelines) que no se eliminan ni adelgazando ni haciendo deporte, sobre todo en el abdomen o en los flancos (*love handles*). Estos acúmulos de grasa se pueden eliminar fácilmente con frío, con la técnica llamada *coolsculpting* (ver capítulo correspondiente). Esta técnica desarrollada por científicos de Harvard elimina sin cirugía la grasa localizada, aprovechando la mayor sensibilidad que tienen los adipocitos a las bajas temperaturas.

A veces también nos molesta la papada. Acaba de salir un fármaco, Belkyra, que en modo de microinfiltraciones elimina la grasa localizada y tensa la zona. En ocasiones combinamos Belkyra con Coolsculpting para eliminar la papada.

Para mejorar la flacidez sin cirugía disponemos de dos técnicas interesantes: los ultrasonidos Ultherapy y los nuevos hilos tensores. Ultherapy es un sistema de ultrasonidos que actúan en la capa profunda de la piel, por debajo de la grasa, produciendo un efecto tensado que dura mínimo un año. Es lo que los americanos llaman el «*lifting* a plazos». Los nuevos hilos tensores se pueden insertar en la zona que queremos estirar para producir un doble efecto: por un lado el efecto mecánico tensor al quedar el hilo anclado a la piel y por otro lado la inducción de colágeno que produce el material del hilo inyectado. Lo interesante de ambas técnicas es que logran producir un efecto tensor sin rellenar, es decir, sin dar volumen. En muchas ocasiones combinamos Ultherapy con hilos tensores para conseguir mejores resultados.

Consejos adicionales fundamentales: no fumar, mantener el peso adecuado, cuidar la mente (yoga, meditación), comer sano y hacer ejercicio. Y no olvidar las revisiones médicas periódicas, sobre todo con el urólogo (cáncer de próstata), digestivo (cáncer de colon), dermatólogo (revisión o mapeo de lunares) y médico de familia o internista (valoración de factores de riesgo cardiovasculares como la hipertensión o el colesterol).

Y el mismo consejo que damos a las mujeres, no tener miedo a envejecer. La lucha contra el envejecimiento la tenemos perdida desde el nacimiento. Y nuestras arrugas indican lo que nos hemos reído.

LOS HOMBRES TAMBIEN QUIEREN BÓTOX

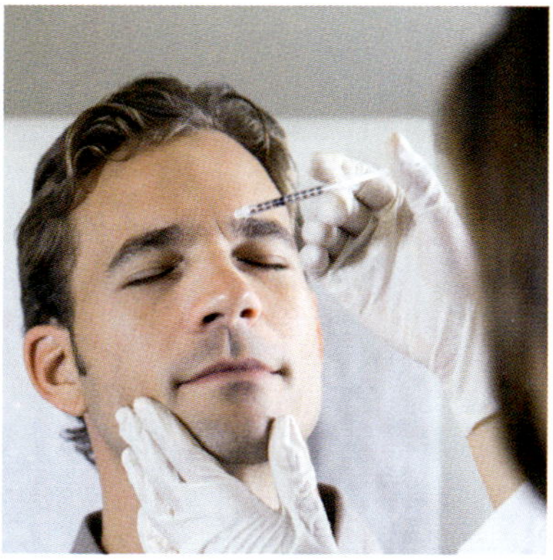

Cada vez más hombres quieren beneficiarse de técnicas estéticas que les ayuden a retrasar la aparición de los signos de envejecimiento de una forma rápida, natural y segura. El bótox es sin duda el tratamiento estrella para ellos.

Según la Sociedad Americana de Cirugía Plástica y Estética, el año pasado más de 500.000 americanos varones se inyectaron bótox. La segunda técnica realizada más frecuentemente en hombres fue el láser de depilación. En relación al bótox, el porcentaje ha subido más de un 300% desde el año anterior.

La edad a la que los hombres se inyectan bótox varía entre un 30% entre los 30 y 40 años, y un 50% entre los 40 y 50 años. Cada vez la edad a la que los hombres comienzan el tratamiento es más temprana, conscientes del efecto preventivo de arrugas que posee dicho tratamiento.

La leyenda de que las técnicas estéticas son solo para mujeres desaparece a medida que los hombres se encuentran más cómodos con ellas y constatan que de forma segura y natural les proporciona una mirada más descansada. En el campo de la dermatología cosmética los hombres siguen el camino trazado por las mujeres. Sin embargo, las expectativas son algo distintas; mientras que las mujeres suelen ser más exigentes, los hombres suelen conformarse con resultados más discretos.

Por lo general, los músculos de la cara de los hombres son más potentes que los de las mujeres, por lo que en su caso se suele necesitar más dosis de bótox y más puntos de inyección. En su caso es todavía más importante que en las mujeres mantener la expresión y no eliminar todas las arrugas, ya que por lo general las arrugas de expresión son más marcadas y la eliminación total de esas arrugas produciría un resultado no natural.

Las zonas más demandadas por los hombres son el entrecejo y las patas de gallo. Un entrecejo marcado da una mirada demasiado agresiva mientras que unas arrugas profundas en la frente producen una imagen de preocupación.

Al realizar la técnica es muy importante valorar la posición de las cejas en los hombres. Un rostro femenino armónico tiene las cejas en forma de arco, manteniendo la máxima distancia entre la parte central de las mismas y el párpado. Sin embargo, un hombre atractivo tiene la ceja recta y existe menos distancia entre ellas y el párpado superior. Por ello la técnica de inyección es distinta en hombres y mujeres. No hay más que fijarse en que un hombre con las cejas arqueadas proyecta una mirada excesivamente femenina.

En EE.UU. existen clínicas que ofrecen el Brotox Groom, un paquete de técnicas inyectables para mejorar el aspecto del novio y prepararle para la boda. Interesante.

«La juventud no es más que un estado de ánimo.»

Frank Lloyd Wright

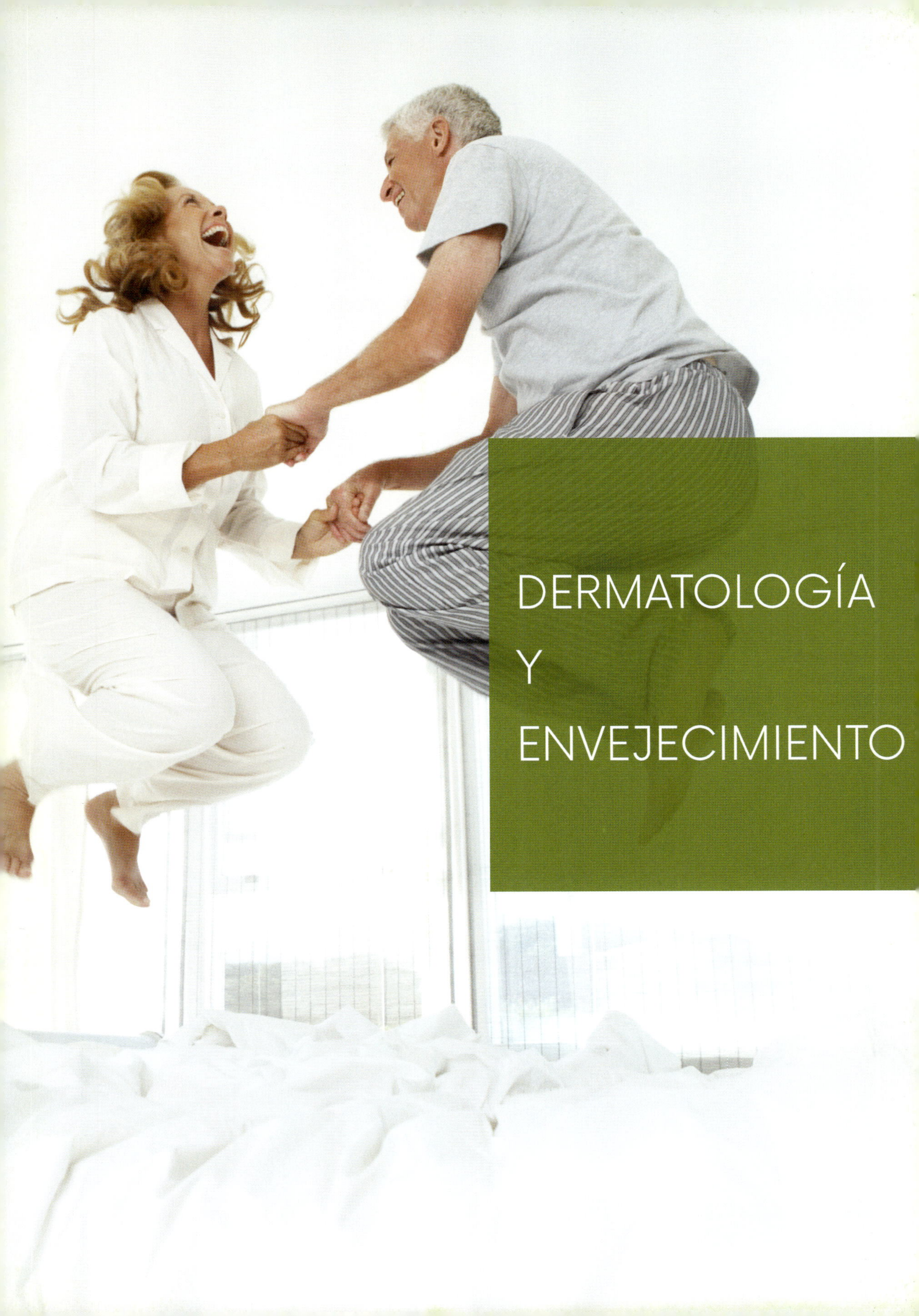

DERMATOLOGÍA Y ENVEJECIMIENTO

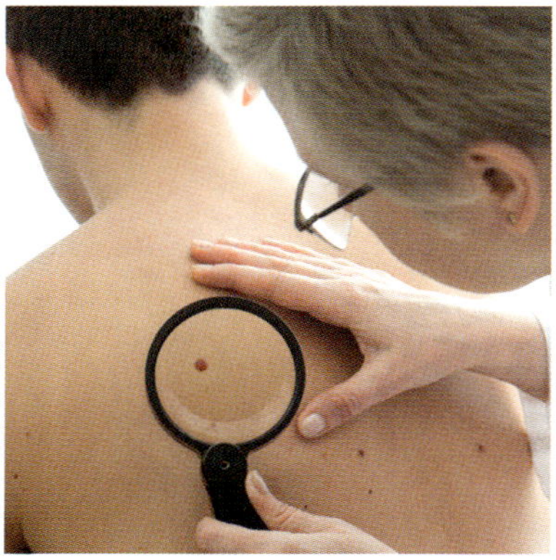

La dermatología es una especialidad fascinante. En primer lugar, la piel, que es el órgano más grande del cuerpo humano y el único que se ve, refleja muchas enfermedades internas. Se dice que «la dermatología es la cara externa de la medicina interna». Los dermatólogos podemos diagnosticar una enfermedad del hígado, del riñón o un cáncer interno a través de la piel. Por otro lado hoy existe un alarmante aumento del cáncer de piel, por lo que la prevención y el tratamiento, quirúrgico o no, de estos tumores hacen que nuestra especialidad sea un desafío constante. Los dermatólogos también tenemos nuestra cura de humildad lidiando con enfermedades que no podemos curar como es la psoriasis, el vitíligo o determinados eccemas, aunque en la mayoría de los casos sí podemos controlarlas con los nuevos avances de la dermatología moderna. Un ejemplo es la psoriasis. En los últimos 10 años ha habido más avances en el tratamiento de la psoriasis que en los últimos 300.

Además, una consulta de dermatología es realmente variada: vemos hombres, mujeres, niños, ancianos... por lo que en ningún momento nuestra actividad se hace monótona. Por otro lado los dermatólogos tenemos una actividad quirúrgica importante, realizando cirugías sofisticadas de lesiones malignas o premalignas. Por último, en la dermatología moderna hay un componente tecnológico importante en forma de técnicas diagnósticas o terapéuticas muy sofisticadas como los distintos láseres, ultrasonidos, radiofrecuencias, dermatoscopia digital, etc. En resumen, es apasionante ser dermatólogo.

La piel no es un mero envoltorio que nos rodea, sino que es un órgano activo que dice mucho de nosotros. Y nos habla. Pero tenemos que entender su lenguaje. Por ello en los últimos capítulos de este libro voy a explicar detalles de alteraciones de la piel que frecuentemente nos acompañan a lo largo del proceso de envejecimiento general, como la alopecia, el acné del adulto, las distintas manchas, el cáncer, etc.

8 RAZONES PARA ACUDIR AL DERMATÓLOGO

Hay una serie de médicos que te van acompañando a lo largo de la vida: el dentista, el ginecólogo, el dermatólogo. Sin embargo, en ocasiones la dermatología es un área desconocida para determinados pacientes. Con frecuencia me preguntan: ¿pero esto lo tratáis los dermatólogos? Por ello quería dar una serie de motivos por los cuales una vez al año merece la pena pedir una cita con el dermatólogo.

- **Se me cae el pelo o tengo un pelo de mala calidad.** Los dermatólogos primero hacemos un diagnóstico del problema capilar, y basados en este diagnóstico pautamos un tratamiento adecuado, que puede ser cosmético, médico o quirúrgico.
- **Tengo las uñas fatal.** Las uñas, en muchas ocasiones, indican la existencia de determinadas enfermedades internas. En otras, son objeto de infecciones, como los hongos. Hay veces que se clavan en la piel produciendo mucho dolor. Y a veces se alteran debido a otras enfermedades cutáneas como la psoriasis, el liquen o las alopecias.
- **Tengo un picor que no se me quita.** Los picores pueden indicar la presencia de determinadas enfermedades internas. Incluso si son localizados pueden ser un signo de cáncer de piel.
- **Tengo una erupción que no se me va.** Las erupciones pueden tratarse de enfermedades cutáneas como el acné, la rosácea o la dermatitis atópica. Por ello, lo primero es hacer un diagnóstico adecuado. En la actualidad, la mayor parte de estas enfermedades se pueden curar o controlar con los modernos tratamientos dermatológicos existentes.
- **No sé qué productos cosméticos usar.** Los dermatólogos somos los expertos en el manejo de la piel enferma, pero también somos expertos en el cuidado de la piel sana. Y no todas las pieles necesitan los mismos productos.
- **Hacerme un mapa de lunares.** Los dermatólogos estamos especializados en la prevención y diagnóstico precoz del cáncer de piel. Una visita anual para un chequeo cutáneo completo da la seguridad de no padecer ningún problema cutáneo maligno.

- **Me ha salido algo en la zona genital, pero no sé a qué especialista acudir.** Los dermatólogos estamos especializados en infecciones de transmisión sexual, así como en enfermedades cutáneas en la zona genital tanto masculina como femenina.
- **Me siento joven, pero me veo mayor. Y no me quiero operar.** Los dermatólogos somos expertos en el manejo de técnicas mínimamente invasivas que usadas con prudencia y sentido común ayudan a nuestros pacientes a envejecer con elegancia y discreción.

FALSOS MITOS SOBRE LA ALOPECIA

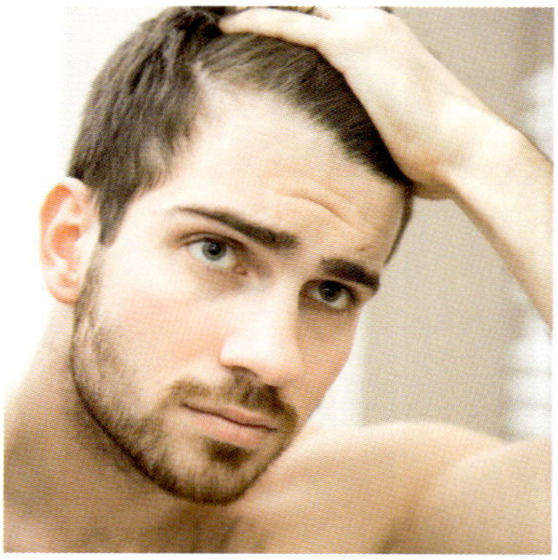

Las personas atractivas, excepto Sean Connery, tienen algo en común: tienen buen pelo. Por ello, a lo largo de la vida es importante mantener una adecuada salud capilar.

En ocasiones, los pacientes con problemas de pelo no son diagnosticados de forma correcta y se aplica el café para todos con lo que la dolencia no mejora. Otras veces, los dermatólogos no tenemos la suficiente sensibilidad para detectar el componente emocional que el paciente sufre por su problema de pelo. Por esta razón, hay pacientes que acaban en centros donde no existen dermatólogos especializados en tricología (especialidad del pelo) y donde se aplican tratamientos caros que no han demostrado su validez científica.

A continuación os voy a contar 9 falsos mitos en relación al cabello:

1. El cabello graso debe lavarse lo menos posible.

   Falso. El pelo debe lavarse siempre que esté sucio y si es necesario a diario. De hecho, un pelo con mucha seborrea puede conducir a patologías y promover infecciones. Lo que no se debe hacer es ser muy agresivo con el lavado. La seborrea capilar se elimina con champús de uso diario.

2. Cuando existen problemas de caída, el cabello debe lavarse y peinarse lo menos posible, ya que estas acciones estimulan la caída.

   Falso. El pelo que se cae con el lavado y el peinado es pelo en fase de caída que está suelto en el folículo y se va a caer de todas formas. Salvo peinados muy agresivos, la tracción realizada sobre el folículo tanto en el lavado como en el peinado no es suficiente para arrancar los cabellos en fase de crecimiento.

3. Los productos capilares (tintes, lacas, etcétera) son perjudiciales para el cabello.

   Falso. Los productos químicos tipo tintes, espumas, lacas, gominas... pueden utilizarse en su justa medida, sin abusos y siempre que sean productos suaves y no agresivos. Los productos siliconados tan de moda, previos a la utilización del secador o las planchas de peinado, podrían ser beneficiosos siempre que no se empleen en grandes cantidades.

4. El champú para caballos, lo mejor para el cabello.

   Falso. Los champús para animales están especialmente formulados para ellos y no deberían utilizarse en humanos ya que podrían contener insecticidas y otros componentes para el mantenimiento y tratamiento de parásitos que puedan ser perjudiciales para el hombre. La biotina que contienen no logra traspasar la piel.

5. Algunos champús frenan la caída del cabello.

   Falso. No existe ningún champú anticaída, ya que no penetran hasta la raíz del pelo. Los champús actúan en la calidad cosmética del pelo, pero nada más.

6. El estrés y el tabaco no influyen en la calidad del pelo.

   Falso. En períodos de estrés, el pelo en fase de crecimiento entra de forma prematura en la última fase del ciclo del cabello produciendo una caída exagerada y una disminución en el grosor de la fibra capilar. Además, el estrés y el tabaco pueden producir vasoconstricción de los vasos sanguíneos existentes en el bulbo capilar disminuyendo el aporte de nutrientes del cabello.

7. Cortar el cabello estimula el crecimiento.

   Falso. No está demostrado que por cortar el pelo se revitalice su crecimiento.

8. El único tratamiento eficaz contra la alopecia es el trasplante capilar.

   Falso. Existen múltiples tratamientos médicos no quirúrgicos para los distintos tipos de alopecias. La más frecuente, que es la alopecia androgenética, puede tratarse con minoxidil tópico y distintos antiandrógenos orales (finasteride, dutasteride, ciproterona o espinolactona). El plasma enriquecido en plaquetas (PRGF) se ha demostrado eficaz en el tratamiento del envejecimiento capilar, alopecia androgenética y alopecia areata. También estamos utilizando infiltraciones de dutasteride con resultados interesantes. Por último, hay que tener en cuenta que tanto el tratamiento con trasplante capilar como el tratamiento con PRGF debe acompañarse también de tratamientos orales.

9. El trasplante capilar produce resultados no estéticos.

   Falso. Los resultados estéticos de los nuevos trasplantes capilares son asombrosos. Hoy existen procedimientos basados en la técnica FUE (extracción de unidades foliculares) mediante la cual se extraen folículos de forma individual, con lo que se evitan cicatrices y se simplifica el procedimiento. En mujeres, en muchas ocasiones el resultado estético es mejor debido a que por lo general no tienen entradas, sino menor densidad de pelo en la zona central superior del cuero cabelludo.

EL ACNÉ EN LA MUJER ADULTA

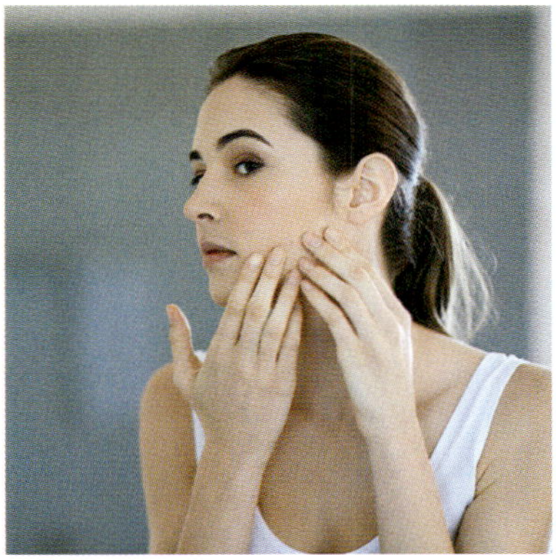

En ocasiones se cree que el acné es una enfermedad que aparece solo en adolescentes. No es cierto. En nuestra consulta vemos muchas mujeres adultas con acné. Por ello quería daros 9 datos sobre el acné en la mujer adulta:

- Una de cada cinco mujeres de más de 25 años tiene acné.
- A diferencia del acné del adolescente, el acné en la edad adulta es mucho más frecuente en mujeres.
- En muchas ocasiones, la paciente no ha tenido acné en su juventud.
- La causa suele ser hormonal. Por ello se ven brotes de acné en mujeres que han dejado los anticonceptivos orales, o acné intenso en el embarazo y/o en la menopausia.
- Exfoliar mucho la cara puede ser perjudicial para el acné y empeorarlo.
- Comer chocolate no empeora el acné. En ocasiones, tomar mucha leche de vaca puede producirlo.
- Determinados cosméticos pueden empeorar el acné: cremas de protección solar resistentes al agua, champús con mucho acondicionador, cremas hidratantes que no son libres de grasa, etcétera.
- El acné de la mujer adulta puede ser controlado por tu dermatólogo en más del 98% de los casos. El uso de cremas antiacné, antibióticos o isotretinoína oral en minidosis es altamente eficaz para curarlo y evitar las cicatrices residuales.
- En caso de que existan cicatrices, estas se pueden mejorar usando los nuevos láseres fraccionados, en ocasiones junto con microinfiltraciones de ácido hialurónico y plasma rico en plaquetas.

MANCHAS EN LA PIEL: ¿SON TODAS IGUALES?

La piel de los niños es inmaculada, y con los años empiezan a aparecer todo tipo de lesiones pigmentadas. Con frecuencia tenemos pacientes que nos consultan por manchas, o incluso que vienen con sus manchas tratadas con láser sin éxito. Antes de plantear ningún tratamiento es fundamental hacer un diagnóstico correcto, para poder realizar el tratamiento adecuado. No todas las manchas deben ser tratadas con láser. A continuación hago un resumen de los tipos de manchas.

Léntigos solares

¿Qué son? Manchas planas de color marrón claro y de pequeño tamaño que aparecen como consecuencia de la exposición solar crónica. Suelen manifestarse en personas mayores de 40 años y, con el tiempo, suelen incrementarse en número. Las zonas más frecuentemente afectadas son las más fotoexpuestas (rostro y dorso de las manos).

El tratamiento. Láser Q-Switched.

Lunares

¿Qué son? Los lunares o nevus melanocíticos son pequeñas manchas que se distinguen fácilmente del resto de lesiones pigmentadas por sus bordes, bien definidos y contorneados.

El tratamiento. Este tipo de lesiones no debe tratarse con láser, ya que este método puede empeorar su apariencia de forma importante y no permite su análisis patológico. Ha de tenerse en cuenta que los lunares pueden degenerar en melanomas. Deben ser controlados por un dermatólogo cada cierto tiempo por si hubiera que extirparlos de forma preventiva.

Queratosis seborreicas

¿Qué son? Son las llamadas «verrugas de la edad». Estas lesiones con relieve y superficie cuarteada suelen confundirse en sus fases iniciales con léntigos solares. A menudo aparecen en zonas como la cara y el tronco en personas mayores de 40 años.

El tratamiento. Cuando son planas responden muy bien al láser Q-Switched. Cuando presentan ya cierto volumen, la crioterapia (aplicación de nitrógeno líquido) es el más eficaz de los tratamientos.

Pecas

¿Qué son? Las pecas o efélides son pequeños puntos marrones de melanina cuyo color se intensifica como consecuencia de la exposición solar y se aclaran o incluso llegan a desaparecer en invierno.

El tratamiento. No precisan. Algunos tipos de pecas no desaparecen en invierno. Los pacientes que quieran deshacerse de ellas pueden someterse a una sesión de láser Q-Switched.

Melasma

¿Qué es? También conocidos con el nombre de manchas hormonales, estos parches suelen manifestarse en mejillas, frente, labio superior y parte alta de las mejillas de mujeres jóvenes (de entre 30 y 40 años). Hay que tener en cuenta que este tipo de mancha es crónica. Aunque la eliminemos, si el paciente se vuelve a exponer al sol, la mancha reaparece. Por ello los tratamientos deben ser de mantenimiento.

El tratamiento. Clear Melasma (combina láser superficial con productos despigmentantes).

Manchas café con leche

¿Qué son? De límites precisos y tamaño variable, estas lesiones suelen aparecer al nacer o en los primeros años de vida. Si aparecen más de seis es importante estudiar bien al paciente ya que hay más riesgo de tumores cerebrales.

El tratamiento. Se pueden tratar con láser Q-Switched pero la respuesta es muy variable.

Melanoma

¿Qué es? Es un tumor maligno que se localiza generalmente en la piel y de forma excepcional en otros órganos. Aparecen como consecuencia de una transformación maligna de las células encargadas de producir el pigmento de la piel: los melanocitos. Pueden desarrollarse sobre un lunar previo o sobre piel sana. Suelen ser muy oscuros. Para diagnosticarlos es necesario estudiar la lesión al microscopio.

El tratamiento. La extirpación.

EN LA PIEL DEL PACIENTE CON CÁNCER

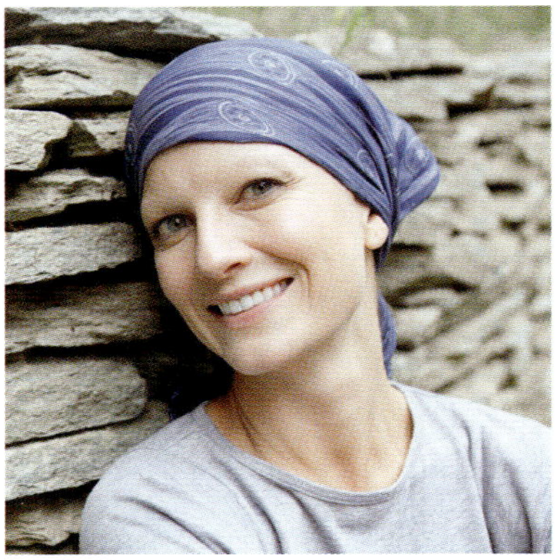

Hoy en día ha aumentado la frecuencia de muchos cánceres por una sencilla razón: vivimos más tiempo, e inevitablemente muchos de nosotros tendremos que convivir con esta enfermedad.

La dermatología también puede ayudar a los pacientes con cáncer. La piel refleja lo que está ocurriendo en el interior de nuestro organismo. En primer lugar porque muchos cánceres internos se pueden diagnosticar a través de sus manifestaciones en la piel. Y en segundo lugar, porque es imprescindible un buen manejo de la piel para ayudar a aliviar los efectos secundarios de la quimioterapia y la radioterapia en los pacientes oncológicos.

Estos efectos secundarios ocurren porque la mayor parte de los tratamientos oncológicos no distinguen entre las células malignas y las sanas. Por ejemplo, la quimioterapia afecta sobre todo a las células que se dividen con mayor velocidad (tracto digestivo, células de la sangre, pelo), por lo que los efectos secundarios suelen ser úlceras en la boca, diarrea, náuseas, anemia y alopecia. La radioterapia elimina las células que están en su campo de acción, por lo que siempre mata las células que están al lado del tumor o en el camino de la radiación.

La pérdida de pelo suele comenzar 2 o 3 semanas después del primer ciclo de quimioterapia y puede afectar al cuero cabelludo, las cejas, las pestañas y el pelo del resto del cuerpo. Lo importante es saber que el pelo siempre vuelve a crecer, aunque a veces cambia de color o de textura (se hace rizado o liso). Suele ser aconsejable: cortarse el pelo antes de que se caiga por el tratamiento (psicológicamente se lleva mejor); comprar de antemano una peluca de calidad; probar pañuelos o sombreros; protegerse el cuero cabelludo del sol.

Hoy existen quimioterapias más personalizadas que producen menos efectos generales, como náuseas y vómitos, pero curiosamente los efectos en la piel son mayores en forma de eccemas, foliculitis, lesiones cutáneas tumorales y otros.

La radioterapia suele producir una dermatitis muy intensa en la zona radiada, que en ocasiones produce mucho escozor y dolor. El uso de cremas hidratantes especiales es fundamental para aliviarlo. Y es importante no exponer la zona al sol. Además, la piel de los pacientes con cáncer siempre está muy seca, por lo que la hidratación extra de la piel es fundamental. En ocasiones determinados quimioterápicos producen el llamado *radiation recall* que consiste en una erupción justo en la zona donde se ha radiado el tumor.

La melatonina, potente antioxidante, esa hormona que tomamos para dormir mejor, ha demostrado ser eficaz para prevenir la radiodermitis de la radioterapia. Y ya existe algún estudio publicado en el uso de la melatonina en gel para prevenir el daño en la piel de la radiodermitis.

Enseñar a un paciente con cáncer a maquillarse es a veces muy interesante para elevar su autoestima. Simplemente saber cómo perfilarse las cejas hasta que estas vuelvan a crecer puede hacer que el paciente se sienta mejor.

El médico debe curar a veces y aliviar siempre. Hoy, los médicos curamos más que hace unos años, pero a veces, con las prisas de la medicina moderna, desgraciadamente aliviamos menos. La dermatología estética oncológica puede ayudar mucho a los pacientes con cáncer.

En nuestra clínica estamos muy orgullosos de nuestro proyecto EN LA PIEL DEL PACIENTE CON CÁNCER, mediante el cual atendemos gratuitamente a pacientes con problemas de piel causados por su cáncer o por los tratamientos derivados del mismo y educamos a este tipo de personas para que sepan convivir mejor con su enfermedad.

CÓMO SABER SI UN TRATAMIENTO ES *MARKETING* O REALMENTE FUNCIONA

Con frecuencia nos bombardean, a pacientes y a médicos, con nuevas técnicas dermatológicas o fármacos milagrosos que prometen resultados fantásticos tanto en alteraciones de la piel como en medicina en general. ¿Cómo se puede saber si existen estudios serios que avalen la eficacia y la seguridad de la nueva técnica?

Si buscamos la técnica en Google, es probable que aparezcan miles de entradas relacionadas. Eso significa que los publicistas han sabido promocionarla. Pero si introducimos la palabra en PUBMED veremos cuántos estudios científicos se han publicado sobre la técnica.

PUBMED es un fantástico sistema gratuito en forma de biblioteca virtual donde aparecen más de 26 millones de artículos científicos de todas las aéreas de la medicina. Esta biblioteca virtual la usamos los médicos diariamente para saber lo que hay publicado en revistas científicas sobre cada aspecto médico.

Veamos algunos ejemplos en dermatología estética. Si escribes en Google la palabra «celulitis» aparecen más de 500.000 entradas. Pero si lo escribes en PUBMED apenas hay estudios sobre el tema. ¿Por qué? Porque nada funciona bien hasta ahora. Otro ejemplo. Si escribes «carboxiterapia» en Google aparecen 446.000 resultados, pero si lo escribes en PUBMED para ver qué estudios han probado que funciona no aparece ninguno realmente serio. Lo mismo ocurre con otros tratamientos como determinados suplementos orales para mejorar la piel, cremas milagrosas, técnicas, células madre en determinadas enfermedades, tratamientos milagrosos de acné o de eliminación de grasa sin cirugía.

Y hay ejemplos de lo contrario. Por ejemplo, si escribimos toxina botulínica en PUBMED aparecen más de 17.000 estudios que confirman el rigor de este tratamiento. Lo mismo ocurre con tratamientos como Miradry, Ultherapy, *coolsculpting*, ácido hialurónico, hidroxiapatita, isotretinoína, ácido retinoico, etcétera, tratamientos que tienen múltiples estudios que respaldan su validez científica.

Por ello es imprescindible hacer una búsqueda en PUBMED para saber la verdadera eficacia y seguridad de un tratamiento médico, y poder discernir si se trata de *marketing* o un verdadero avance científico.

Bien es cierto que en ocasiones se publica información en la literatura científica que no es rigurosamente cierta. No es infrecuente que la industria presione o financie estudios para conseguir publicaciones científicas que puedan respaldar una técnica que les interesa promocionar. También es cierto que hay determinados tratamientos que no tienen estudios detrás porque no ha interesado a nadie realizarlos. Pero estos casos son las excepciones.

Un compañero me hablaba el otro día de unas estadísticas interesantes: en una consulta general el 10% de los pacientes que acuden no padecen ninguna enfermedad y el 30% de los pacientes tienen algo, pero se les va a curar espontáneamente. Es decir, hay un 40% de pacientes que van a una consulta médica que son susceptibles de un manejo poco científico, pero van a evolucionar de forma favorable. Por eso dicen «dale algo antes de que se cure por sí mismo».

En resumen, no vendría mal que médicos, periodistas y pacientes visitemos con más frecuencia PUBMED. Una de las principales razones por las que la esperanza de vida del hombre se haya duplicado en los últimos 150 años es el rigor científico y los ensayos clínicos rigurosos. Y debería seguir siendo así.

MÁS DERMATOLOGÍA Y MENOS PROZAC

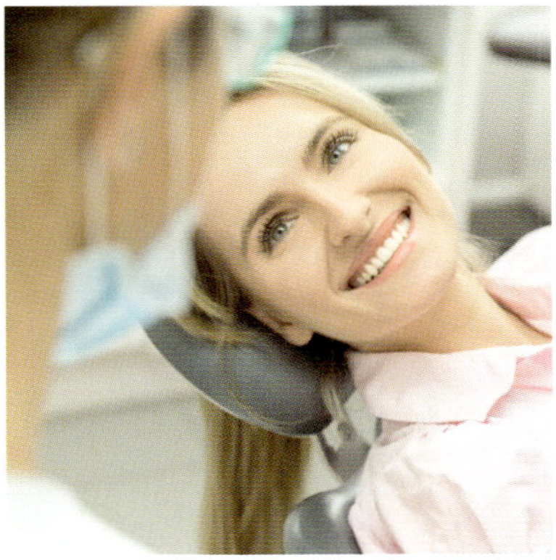

Cuando trabajaba de dermatólogo en la Universidad de California, en San Francisco, tenía que pasar consulta con el doctor Koo, dermatólogo que además era psiquiatra, y que dirigía la unidad de Psicodermatología de la Unidad de Dermatología. En esa consulta veíamos personas con enfermedades cutáneas que producían alteraciones psicológicas, así como enfermos con cuadros psicológicos/psiquiátricos que tenían o se producían lesiones dermatológicas. Existe, pues, una intrigante relación entre la piel y la mente. De hecho, hoy se sabe que las células de la piel y las células del cerebro tienen un origen común en el desarrollo del embrión humano.

Por tanto, en esta relación fascinante entre la piel y la mente:

- Hay muchas enfermedades de la piel que se deben o se agravan por cuadros psicológicos como el estrés o la depresión. Un ejemplo es el empeoramiento que tienen los pacientes con psoriasis cuando están estresados.

- Por otro lado, hay algunas enfermedades psicológicas que son causadas por enfermedades de la piel. Un ejemplo serían las depresiones e inseguridades de adolescentes producidas por el acné.

El estrés puede convertir unas uñas sanas en quebradizas, provocar una caída masiva del cabello o generar hiperhidrosis. Por ello el dermatólogo tiene que tener formación para valorar estos aspectos psicológicos a la hora de tratar adecuadamente al enfermo dermatológico.

Además, los pacientes con estrés por lo general carecen de la energía y motivación necesarias para llevar a cabo rutinas adecuadas de cuidado de la piel. A menudo manifiestan conductas dañinas (rascarse compulsivamente, frotarse, explotarse granos...) que pueden empeorar los problemas cutáneos sobrevenidos.

También existe relación entre el estrés y la dermatología estética. Los últimos estudios sugieren que las técnicas de rejuvenecimiento tienen efectos positivos en el estado emocional de los pacientes. Es asombroso comprobar cómo a través de técnicas mínimamente invasivas los dermatólogos podemos refrescar una mirada o una sonrisa, mejorar una mancha de nacimiento o eliminar una cicatriz desfigurante, y estos resultados en muchos casos tienen una doble consecuencia:

- El paciente se siente mejor porque se ve mejor. Es decir, existe un *feedback* entre la piel y el cerebro.
- El entorno del paciente se siente mejor porque determinados gestos de tristeza o preocupación han disminuido.

Este segundo punto es muy interesante. Está demostrado que a través de nuestros gestos mandamos mucha información a nuestro entorno. Si alguien nos ve con cara de enfadado va a actuar de forma distinta que si nos ve con la cara relajada. El otro día una paciente me decía que en su empresa hay mejor ambiente desde que le quitamos el entrecejo marcado.

En resumen, la piel y la mente están asombrosamente relacionadas. Tener una piel sana influye en cómo nos podemos sentir y cómo se sienten los demás. Evidentemente tenemos que huir de la búsqueda de la perfección, que es una fuente enorme de infelicidad, pero en ocasiones la dermatología moderna puede aumentar nuestra calidad de vida de manera más efectiva que un psicofármaco.

CÉLULAS MADRE: REALIDAD O *MARKETING*

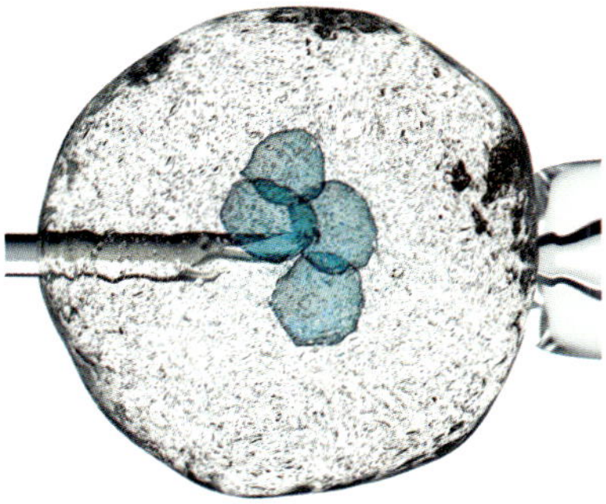

Las células madre son sin ninguna duda el área de investigación en medicina con un futuro más prometedor en cuanto a posibilidades terapéuticas.

Como sabéis, las células madre son células capaces de multiplicarse y diferenciarse de cualquier otra célula. Hasta hace pocos años estas células madre eran extraídas de fetos humanos, por lo que existían problemas éticos y religiosos sobre la conveniencia de realizar esta investigación. Pero recientemente se ha visto que existen células madre en la grasa, los dientes, el cerebro y la médula ósea. E incluso se ha conseguido transformar una célula de la piel en una célula madre. Por ello la fuente de células madre es inagotable. Curiosamente la mayor fuente de células madre de nuestro cuerpo está en la piel, concretamente en la grasa de la piel.

Cada vez oímos más hablar de tratamientos basados en células madre. Incluso han aparecido cremas basadas en esta tecnología. Existen centros donde se tratan enfermedades crónicas (párkinson y otras enfermedades neurológicas degenerativas) con células madre. Muchos centros de estética aseguran que te inyectan tus propias células madre, o sustancias que las activan, para rejuvenecer. En la gran mayoría de los casos se trata de mero *marketing*, sin ninguna base científica. De hecho, EL TRATAMIENTO CON CÉLULAS MADRE DEL ENVEJECIMIENTO ES ILEGAL EN LA ACTUALIDAD, es decir, que si veis alguna publicidad donde se ofrece rejuvenecimiento con células madre, no pidáis cita.

Hay numerosos grupos de trabajo que están investigando en medicina regenerativa con células madre y seguro que en los próximos años veremos los resultados de estas investigaciones. Por ejemplo, el prestigioso investigador español Juan Carlos Izpisua, que trabaja en el Instituto Salk de California, ha publicado en 2017 en la revista *Cell* cómo las células madre pueden ser mantenidas e incluso creadas en laboratorio o en un embrión animal (cerdo) para poder conseguir células que puedan ser utilizadas en trasplantes de órganos. Es decir, la capacidad que tienen las células madre de convertirse en otras células puede tener unas aplicaciones fantásticas en la medicina del futuro. También se están realizando estudios para utilizar células madre para regenerar y dar volumen a la piel, aunque tendrán que pasar algunos años hasta que veamos estas aplicaciones en humanos.

Fijaos en lo delicado que es el tema. Una célula madre puede convertirse en teoría en cualquier otra célula. Imaginaos que se convierte en una célula tumoral o maligna. De hecho, las células cancerígenas tienen gran capacidad de dividirse, como las células madre. Por ello los conceptos células madre y cáncer siempre hay que tenerlos presentes para que la investigación se haga de forma rigurosa y así no correr riesgos innecesarios.

Hay mucha publicidad engañosa en relación a las células madre y la estética. En ocasiones se califica de «tratamiento con células madre» a la infiltración de plasma rico en plaquetas (PRP), técnica que no tiene relación con esta tecnología. El PRP está compuesto de factores de crecimiento que están presentes en nuestra sangre y son capaces de revitalizar los tejidos pero no contiene células madre. También se asegura que inyectando la grasa extraída del paciente y tratada de una forma específica podemos aislar y reinyectar las células madre del propio paciente. Sin embargo, según un estudio publicado recientemente en la revista *Plastic and Reconstructive Surgery*, no hay diferencia entre la inyección de grasa tratada y la inyección de grasa sin tratar. Tampoco tiene ninguna evidencia científica el reclamo de usar cremas cosméticas basadas en células madre vegetales para rejuvenecer la piel.

No hay duda que la medicina regenerativa tiene un futuro fascinante en medicina. Pero hoy las células madre tienen pocas aplicaciones médicas demostradas en cuanto a eficacia y seguridad, y ninguna aplicación en estética. La investigación de hoy es la medicina del mañana. Lo que no es ético es crear falsas expectativas a nuestros pacientes.

ÚLTIMO CONSEJO: MORIR JOVEN LO MÁS TARDE POSIBLE

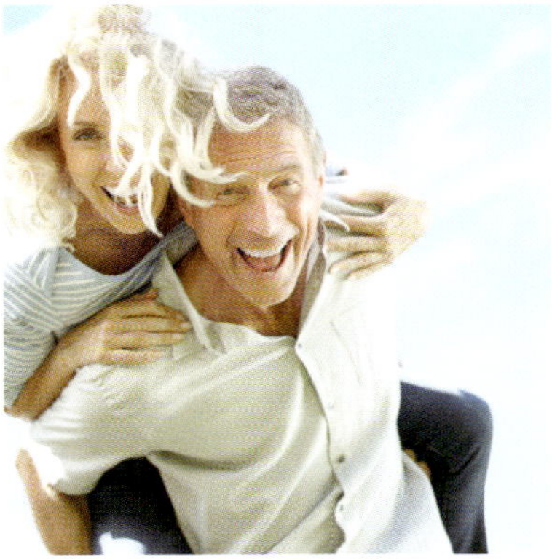

Estás ya en el último consejo y desgraciadamente no has podido encontrar en este libro ningún remedio para evitar envejecer. Pero ojalá hayas encontrado algún detalle para envejecer mejor.

En la actualidad, tener muchos años tiene poco *glamour*. Es curioso, pero hasta el siglo XIX la gente tendía a decir que tenía más edad que la que realmente tenía para poder presumir de la dignidad y sabiduría que la edad madura tenía en las distintas sociedades. Hoy, con las nuevas tecnologías, muchas veces tenemos que acabar preguntando al adolescente de la familia para que nos resuelva un problema del móvil o de internet.

La medicina ha evolucionado de forma fascinante en las últimas décadas. Antes los hospitales eran sinónimo de enfermedad y muerte. Hoy en muchos casos son centros para la esperanza y la curación.

Estos avances hacen que vivamos más. En la época de los romanos la expectativa de vida era de 28 años. Hoy nuestra expectativa de vida está por encima de los 80 años. El problema es que a veces la calidad de vida no es muy buena en los años finales. De hecho, a partir de los 85 años, el 40% de las personas padece algún grado de demencia.

Aparentemente, la tercera edad es una etapa donde es difícil ser feliz. Sin embargo, como hemos comentado anteriormente, cuando uno lee estudios sobre la felicidad parece demostrado que a medida que envejecemos, por lo general somos más felices. Con la edad somos menos propensos a la ansiedad y la depresión, y tenemos más tendencia a presentar emociones positivas.

Envejecemos como vivimos. Las personas emprendedoras, inquietas, con capacidad de socializar, lectoras, deportistas, suelen tener una mucha mejor vejez que las personas más sedentarias o culturalmente menos activas. Pitágoras decía que «una bella ancianidad es la recompensa de una bella vida». Y Montaigne afirmaba que «las arrugas del alma nos hacen más viejos que las arrugas de la cara».

En el libro *Ser mortal*, el médico de Harvard Atul Gawande contaba la historia de un médico joven al que nombraron director de un centro de ancianos en EE. UU. La institución era gris y triste, y los únicos sonidos que se oían eran las televisiones y los gemidos de algunos internos. Este doctor no permitió que todo siguiera igual. Lo primero que hizo fue comprar dos perros y dos gatos para que se relacionaran con las personas. Y también encargó ¡100 periquitos! Uno para cada interno. Además, cambió todas las plantas de plástico por plantas naturales e instaló unos columpios en el jardín a los que acudían los hijos de los trabajadores del centro, los cuales se relacionaban con los ancianos. Los cambios fueron sorprendentes. En poco tiempo comprobaron que el consumo de medicación había disminuido de forma sorprendente y el porcentaje de mortalidad bajó de manera significativa. Fue fantástica la experiencia de cómo influyó positivamente que las personas mayores estuvieran rodeadas de niños, animales y naturaleza; una combinación que debemos tener en cuenta.

Me hice médico porque me fascinaba el potencial que tiene la ciencia moderna para curar enfermedades. Sin embargo, me doy cuenta de que por muchos avances que existan, la capacidad de curar de la medicina moderna es limitada. No debemos obsesionarnos en vivir más, sino en vivir mejor. La tarea del médico no debe ser solo salvar vidas y disminuir la mortalidad. También debemos encargarnos de mejorar la calidad de vida de nuestros pacientes, sobre todo de las personas mayores que son los que menos herramientas tienen.

Esos 35 años que vamos a vivir más que nuestros bisabuelos tenemos que vivirlos, aunque más feos y menos ágiles, sí más sabios, más serenos, más auténticos y sobre todo más felices. La dermatología moderna puede y debe ayudar. De todas formas, al final, lo que a mí me gustaría es morir joven lo más tarde posible.

EL FUTURO DE LA DERMATOLOGÍA ESTÉTICA: MIS 10 PREDICCIONES

Aunque es difícil y osado hablar del futuro, para finalizar este libro me gustaría daros mi opinión sobre las tendencias en el campo de la estética y mis 10 predicciones en este sentido.

1. **La genética nos informará de cómo vamos a envejecer y cuál es la mejor manera de prevenir**. Es ya una realidad poder secuenciar nuestro genoma para que de una forma eficaz podamos saber si tenemos determinados genes que nos pueden hacer ser más propensos a padecer determinadas enfermedades y/o cánceres. En un futuro podremos también saber, a través del estudio personalizado de nuestros genes, cuáles son las técnicas, estéticas y no estéticas, que más nos conviene realizar para envejecer mejor.

2. **Las consultas estéticas virtuales serán frecuentes**. Esta tendencia ya se empieza a observar en EE. UU. Se ha comprobado que muchos pacientes prefieren consultar sus inquietudes estéticas de forma virtual que de forma real. Por ello, el número de páginas web y aplicaciones que valoren estéticamente a un paciente a través de doctores que trabajen *online*, o incluso de través de algoritmos basados en el «aprendizaje profundo» (técnica usada en Inteligencia Artificial), aumentará de forma exponencial en los próximos años.

3. **Los resultados estéticos se valorarán por sus efectos en el estado de ánimo**. El objetivo de cuidarnos e intentar mejorar nuestra apariencia es sentirnos mejor con nosotros mismos. Sin embargo, hoy no somos capaces de medir los efectos de estas técnicas estéticas en nuestra calidad de vida. En un futuro se podrán valorar los resultados de la dermatología estética por sus efectos psicoemocionales, más que por sus efectos meramente físicos.

4. **Existirán cremas y productos tópicos que eliminen las arrugas y mejoren la calidad de la piel de forma evidente**. Es curioso, pero la cosmética no ha realizado innovaciones disruptivas en los últimos 40 años. Sin ir más lejos, las dos moléculas que siguen siendo más eficaces para mejorar la calidad de la piel son el ácido retinoico, que lleva en el mercado 40 años, y los fotoprotectores. Seguro que en un futuro existirán cosméticos realmente eficaces para rejuvenecer sin cirugía.

5. **Las clínicas personales tenderán a desaparecer**. Hoy en día, muchos dermatólogos o especialistas en estética trabajan de forma individual o en pequeñas clínicas. En un futuro, distintos especialistas nos agruparemos para compartir técnicas y tecnologías y poder ofrecer un mejor servicio al paciente. Esto está ocurriendo ya en EE. UU. donde el porcentaje de dermatólogos que trabajan de forma aislada ha disminuido más de un 30% en los últimos cinco años. La agrupación de distintos especialistas médicos junto con profesionales que se encarguen de labores administrativas, *marketing* y gestión hará que equipos multidisciplinares se encarguen de intentar conseguir una mejor experiencia del paciente en nuestras clínicas. Es una excelente oportunidad para aumentar la excelencia en medicina, aunque es cierto que en ocasiones corremos el riesgo de que crecimientos excesivos nos hagan perder la esencia de la medicina, que es volver a las raíces del acto médico.

6. **Viviremos más de 100 años**. Actualmente se dice que el 50% de los niños que nacen hoy vivirán al menos 100 años. Esos años que vamos a vivir de más nos gustará tener un buen aspecto. De hecho, hoy, el 42% del mercado de la estética lo consumen personas de más de 60 años.

7. **Cada vez se hará menos cirugía.** Probablemente los niños del futuro preguntarán a sus padres: «Papá, ¿es verdad que antes nos cortaban?» Cada vez se tiende a técnicas menos agresivas y en cierta manera la cirugía es el fracaso de la medicina. De hecho, según la Academia Americana de Cirugía Plástica, en el año 2000 un cirujano plástico pasaba el 90% de su tiempo laboral en el quirófano y hoy, de media, solo pasa un 20% de su tiempo laboral en quirófano, debido a que muchos cirujanos ya están realizando técnicas mínimamente invasivas.

8. **Los médicos se entrenarán con simuladores**. Todo el mundo quiere tener un médico con experiencia en la técnica que nos va a realizar. Pero es cierta la frase que dice que «la buena práctica médica está basada en la experiencia y la experiencia está basada en la mala práctica médica». Por ello las nuevas tecnologías, especialmente la realidad virtual, conseguirán que un médico practique en simuladores al igual que lo hacen actualmente los pilotos.

9. **Surgirán avances en nutricosmética y tratamientos hormonales sustitutivos para combatir el envejecimiento**. Como hemos dicho en los capítulos correspondientes, no se recomienda, salvo las excepciones comentadas, tomar tratamientos nutricosméticos ni hormonales de forma habitual. Sin embargo hay gran cantidad de estudios que en los próximos años demostrarán los protocolos seguros y eficaces a seguir, en relación a la toma de suplementos alimenticios y hormonales.

10. **Las enfermeras y otros profesionales se unirán al grupo de especialistas en estética**. En EE. UU. y en Inglaterra la mayor parte de las infiltraciones de bótox y rellenos los hacen las enfermeras. En breve llegará esta tendencia a nuestro país. También distintos especialistas, en principio no relacionados con la estética, como anestesistas, médicos de familia, dentistas, urólogos, ginecólogos, etcétera, se unirán al conjunto de profesionales que realizamos estas técnicas, convirtiéndonos en un grupo de profesionales que nos dedicamos a la medicina estética. Por ello, las distintas sociedades científicas que ahora en cierta forma son competencia, como la Academia Americana de Dermatología, la de Cirugía Plástica, la de Medicina Estética o la de Antienvejecimiento, se unirán para compartir protocolos, experiencias e innovaciones.

Estas 10 predicciones son opiniones muy personales. Muchos no estarán de acuerdo con algunas de ellas y probablemente algunas no se cumplirán. De todas formas, como decía Lincoln, «la mejor manera de predecir el futuro es construirlo».

«Trabajar duro en algo que no nos importa es estrés. Trabajar duro en algo que nos gusta se llama pasión.»

Simon Sinek

EPÍLOGO: NUESTRO MODELO DE MEDICINA

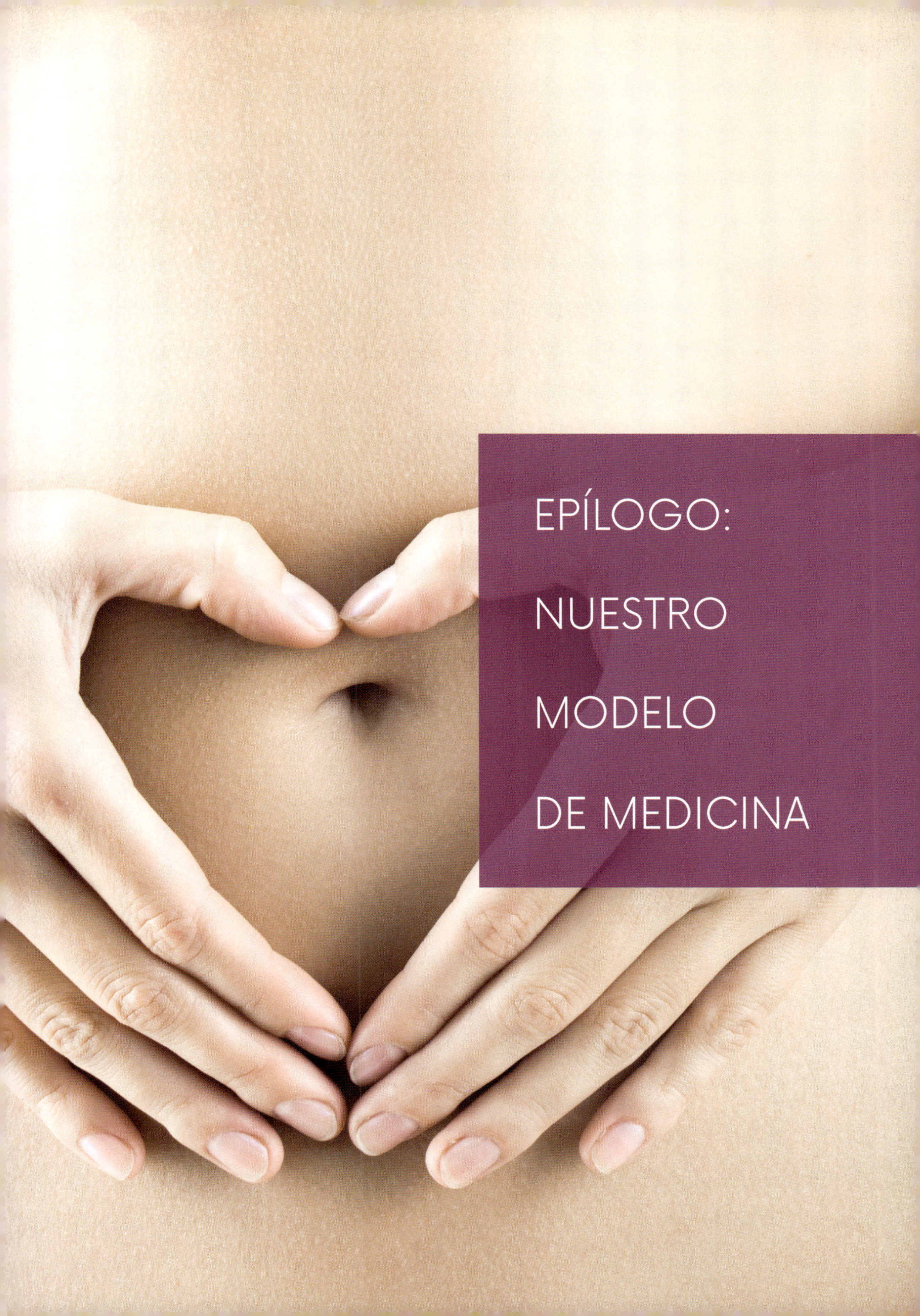

Quería despedirme dándote las gracias por haber llegado hasta aquí. También quería hacer una reflexión sobre los cambios que estamos viviendo en la medicina en general y en la relación médico-paciente en particular.

Hoy se discute cuál es el mejor modelo sanitario para nuestro país: medicina privada, pública, fundaciones, conciertos, etc. Sin embargo, oímos hablar poco de qué es lo mejor para los pacientes. Y lo que ellos realmente quieren es una buena relación médico-enfermo, un médico cercano e implicado con sus problemas. El paciente quiere que se le escuche, que se le explore, que se le toque. Recuerdo una imagen del *New York Times* de un quirófano con varios especialistas médicos, múltiples ordenadores, robots, láseres y aparatos sofisticados y la enfermera preguntándose: «¿Pero dónde está el paciente?».

Los médicos nos preocupamos en ocasiones más por la enfermedad que por el enfermo. Cometemos el error de preocuparnos por saber qué enfermedad tiene este enfermo, en vez de intentar averiguar qué enfermo tiene esta enfermedad. En medicina, y en la vida, es más importante saber preguntar que saber afirmar. Por ello creo que la gran revolución médica del siglo XXI debería ser volver a las raíces de la medicina, al contacto directo con el paciente, a curar a veces pero aliviar siempre. La verdadera medicina personalizada se basa en sentarse al lado del enfermo y escucharle. Y si el paciente siente que le importas, todo es mucho más fácil.

Soy una persona con mucha suerte. Primero porque realizar una actividad que va desde tratar un cáncer de piel y salvar una vida hasta poder ayudar a las personas a mirarse en el espejo y verse con la edad que sienten es fascinante y hace que el día a día esté lleno de retos. Disfruto mucho con mi trabajo como dermatólogo. Y en segundo lugar porque tengo la fortuna de trabajar con un grupo de dermatólogos realmente brillantes en cada área de nuestra especialidad. Decía John Wooden, famoso entrenador de baloncesto americano, que con una gran estrella puedes ganar un partido, pero con un gran equipo puedes ganar un campeonato. El trabajar con los profesionales más brillantes en cáncer de piel, psoriasis, vitíligo, láseres, dermatología pediátrica, dermatología estética, etc. de los cuales aprendo diariamente convierte mi día a día en una motivación constante.

Para trabajar en nuestro equipo no basta ser brillante científicamente en cada área de nuestra especialidad. Nosotros valoramos mucho el lado humano. Intento rodearme de médicos que no solo sepan tratar la enfermedad sino también al enfermo, que se impliquen con los problemas de los pacientes, que les importe realmente lo que hacen, que tengan claro el porqué de su trabajo. El cuidar la «experiencia» del paciente en la clínica es una de nuestras prioridades, porque como decíamos antes muchas veces el paciente no recuerda por qué acudió al médico pero sí recuerda cómo se sintió. Además el paciente en una consulta se encuentra en un estado de alerta y tiene la sensibilidad muy a flor de piel, por lo que las buenas o malas experiencias tienen una repercusión especial. El lado emocional del acto médico debe ser muy cuidado, entre otras cosas porque a casi nadie le gusta tener que ir al médico. Recuerdo una anécdota sobre la clave del éxito de la clínica de los Fernández-Vega en Oviedo. El Dr. Fernández-Vega, prestigioso oftalmólogo, decía que su secreto estaba en que ellos daban una medicina especial llamada CICACOA. Cuando se le preguntaba en qué consistía esa medicina, el doctor decía: Ciencia, Cariño, Comprensión y Apoyo.

Un problema que veo diariamente en nuestras consultas es el exceso de información y la falta de conocimiento. Los pacientes tienen acceso a muchísima información y en ocasiones nos plantean tratamientos o técnicas que han leído en internet, novedosas, pero que quizá no sean las más adecuadas en su caso. Este exceso de información poco rigurosa unido a la presión de la industria o de los medios por ensalzar lo último hace que los médicos en ocasiones dejemos de seguir esa máxima tan sabia que dice que «en medicina hay que leer lo último y usar lo penúltimo». Por ello los médicos debemos ser cariñosos con los pacientes, pero firmes y honestos para no caer en el oportunismo fácil.

Como contaba en mi charla TED, recuerdo el día en que hablé en el colegio de mis hijos cuando tenían 4 y 5 años y les explicaba en qué consistía ser médico. Comencé preguntando a los niños: «¿sabéis qué es lo que más mola de ser médico?» Rápidamente un niño se levantó y dijo: «que puedes ver desnuda a la gente». Poco después se levantó una niña, que puso orden, y comentó: «Que puedes ayudar a la gente». Los médicos tenemos la gran suerte de poder ayudar a los pacientes. El médico puede curar a veces pero debe aliviar siempre. La sensación de poder mejorar la calidad de vida de nuestros pacientes es una gran fuente de satisfacción y hace que nuestra motivación no decaiga en ningún momento. La dermatología moderna, practicada con rigor y honestidad, puede ayudar mucho a los pacientes a sentirse bien dentro de su propia piel.

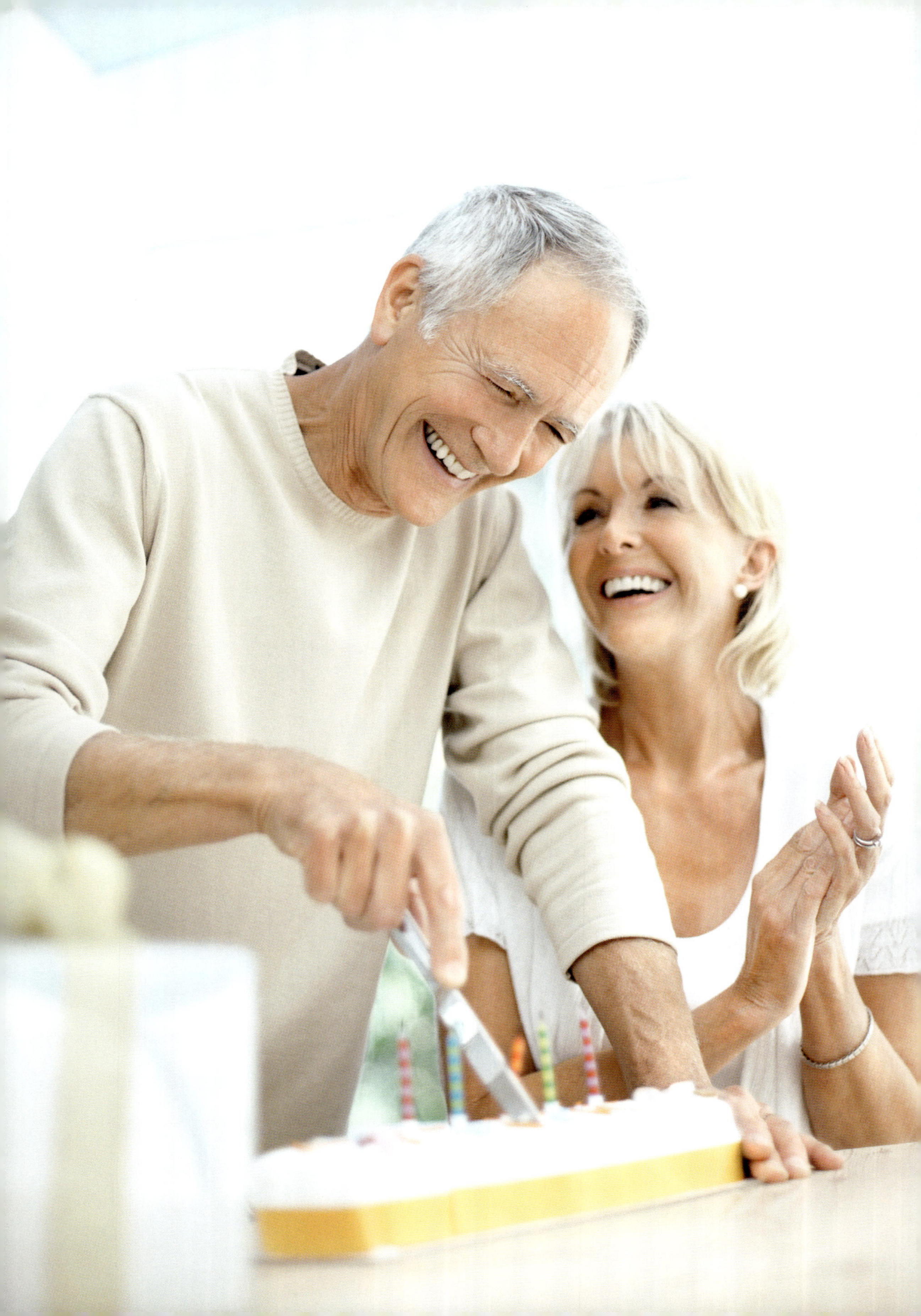

«Nada nos hace envejecer con más rapidez que el pensar incesantemente en que nos hacemos viejos.»

Georg Christoph Lichtenberg

CONFERENCIAS TED INTERESANTES (NO SOLO DE *ANTIAGING*)

Ricardo Ruiz. «Nada más profundo que la piel»

Isabel Allende. «Cómo vivir con pasión más allá de la edad»

Jane Fonda. «El tercer acto de la vida»

Laura Carstensen. «Las personas mayores son más felices»

Dan Buettner. «Cómo llegar a vivir 100 años»

Julie Lythcott. «How to raise successful kids without overparenting»

Neil Pasricha. «The 3 A's of awesome»

Ken Robinson. «How schools kill creativity»

Ric Elias. «3 Things I learned while my plane crashed»

Hans Rosling. «The magic washing machine»

Colin Powell. «Kids need structure»

Jill Bolte Taylor. «My stroke of insight»

Larry Smith. «Why you will fail to have a great career»

Seth Godin. «How to get your ideas to spread»

Richard Turere. «My invention that made peace with lions»

LIBROS INTERESANTES (NO SOLO DE *ANTIAGING*)

Sobre la brevedad de la vida, Séneca

El cisne negro, de Nassim Nicholas Taleb

Los ensayos, Montaigne

La biografía del silencio, Pablo Dors

Sapiens: de animales a dioses. Una breve historia de la Humanidad, Noah Yuval Harari

Mindset, Carol Dweck

Fuera de Serie: Outliers, Malcolm Gladwell

La proporción áurea, Mario Livio

Ser mortal, Atul Gawande

DIRECCIONES DE INTERÉS (NO SOLO DE *ANTIAGING*)

Academia Española de Dermatología y Venereología **www.aedv.es**

European Academy of Dermatology
(Academia Europea de Dermatología) **www.eadv.org**

American Academy of Dermatology
(Academia Americana de Dermatología) **www.aad.org**

National Institute on Aging **www.nia.nih.gov/**

Sociedad Española de Cirugía Plástica **www.secpre.org**

Sociedad Española de Medicina y Cirugía Cosmética **www.semcc.com**

Sociedad Española de Medicina Estética **www.seme.org**

Organización Médica Colegial de España **www.cgcom.org**

American Society of Plastic Surgeons **www.plasticsurgery.org**

American Academy of Cosmetic Surgery **www.aacsfoundation.org**

Clínica Dermatológica Internacional **www.ricardoruiz.es**

Harvard School of Public Health **www.hsph.harvard.edu/nutritionsource/healthy-eating-plate/**

Clínica Mayo **www.mayoclinic.org/?_ga=1.6357938.1663018017.1396810883**

Cleveland Clinic **http://my.clevelandclinic.org/**

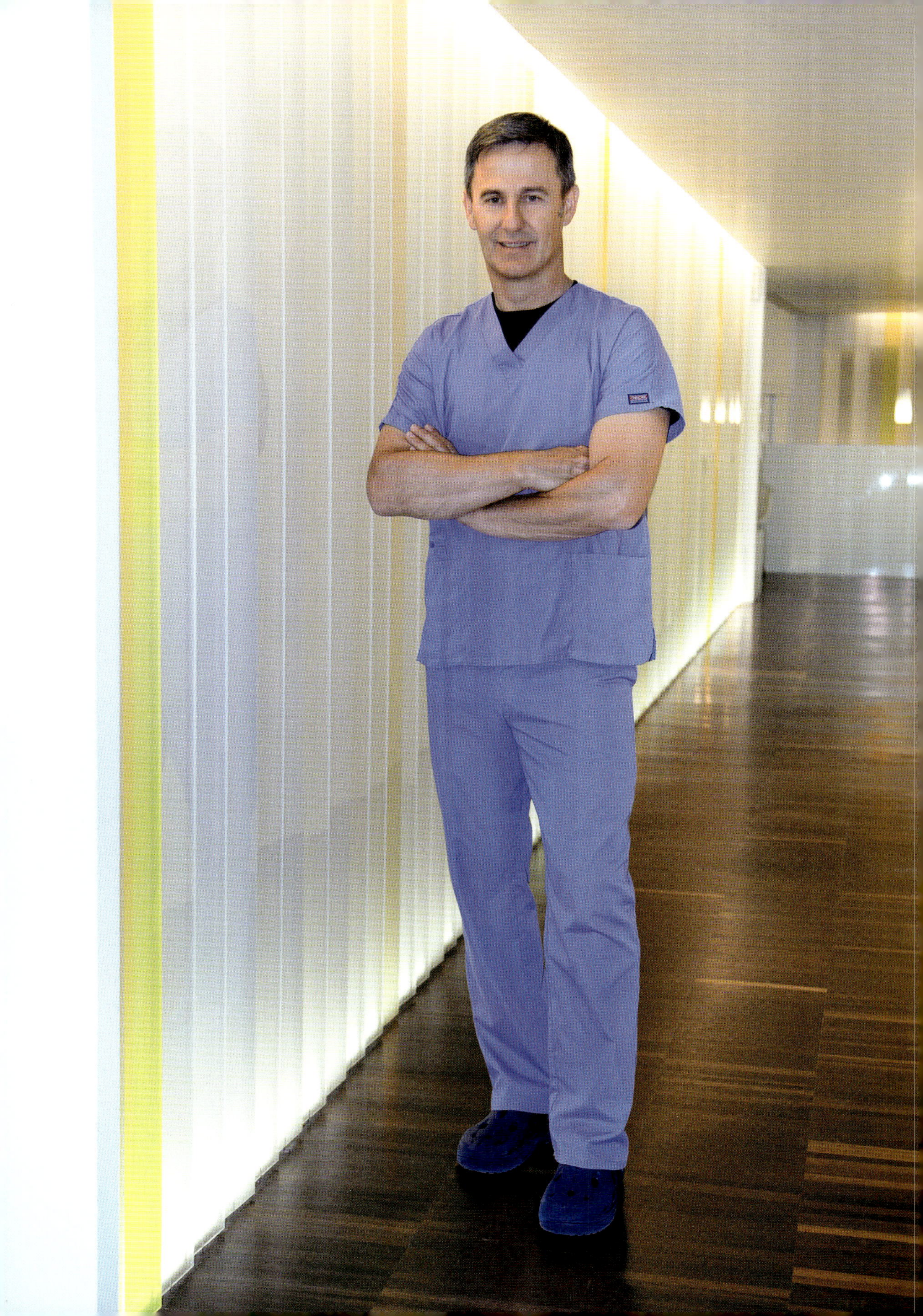

Ricardo Ruiz Rodríguez (Madrid, 1963) es doctor en Medicina, dermatólogo oncológico y estético formado en la Universidad Complutense de Madrid, la Clínica Mayo y la Universidad de California, con más de veinticinco años de experiencia profesional. Su trabajo diario abarca desde la prevención y el tratamiento del cáncer de piel hasta ayudar a sus pacientes a cuidar la piel para envejecer con elegancia.

El doctor Ruiz es fundador y director de la prestigiosa Clínica Dermatológica Internacional, donde, rodeado de un equipo de doce dermatólogos, ha conseguido que su clínica sea considerada «la mejor clínica dermatológica de España» en 2016 según el Monitor de Reputación Sanitaria. También dirige la Unidad de Dermatología de la Clínica Ruber. Es un gran innovador de la dermatología moderna.

Sus lemas en estética son «menos es más», así como «descubrir la belleza de lo imperfecto». En su conocida charla TED describe por qué siente verdadera pasión por la dermatología, y cómo esta especialidad puede ayudar a cambiar la vida de las personas a través de la piel.